疫情来临时

新型冠状病毒肺炎
居家防护指南

刘中民　王 韬　主编

同济大学附属东方医院（国家紧急医学救援队）
杭州电子科技大学融媒体与主题出版研究院　组织编写

浙江科学技术出版社

图书在版编目(CIP)数据

疫情来临时：新型冠状病毒肺炎居家防护指南 / 刘中民, 王韬主编. — 杭州：浙江科学技术出版社, 2020.2（2021.11重印）

ISBN 978-7-5341-8986-9

Ⅰ.①疫… Ⅱ.①刘… ②王… Ⅲ.①日冕形病毒—病毒病—肺炎—预防(卫生)—指南 Ⅳ.①R563.101-62

中国版本图书馆CIP数据核字（2020）第020998号

书　　名　疫情来临时：新型冠状病毒肺炎居家防护指南
主　　编　刘中民　王　韬

出版发行　**浙江科学技术出版社**

　　　　　杭州市体育场路347号　邮政编码：310006

　　　　　办公室电话：0571-85062601

　　　　　销售部电话：0571-85062597

　　　　　网　址：www.zkpress.com

　　　　　E-mail：zkpress@zkpress.com

排　　版　杭州兴邦电子印务有限公司
印　　刷　浙江新华数码印务有限公司

开　　本　787×1092　1/32　　　印　张　4.25
字　　数　80 000
版　　次　2020年2月第1版　　　印　次　2021年11月第3次印刷
书　　号　ISBN 978-7-5341-8986-9　定　价　10.00元

责任编辑　王巧玲　陈淑阳　刘　雪　　**责任校对**　张　宁　赵　艳
责任美编　金　晖　　　　　　　　　　　**责任印务**　田　文

主编介绍

刘中民

同济大学附属东方医院院长，博士生导师，教授，主任医师，国务院政府特殊津贴专家，国家科学技术进步奖获得者，何梁何利基金科学与技术进步奖获得者。中华医学会灾难医学分会创始主任委员，中华预防医学会灾难预防医学分会主任委员，中国国际应急医疗队（上海）总队长。

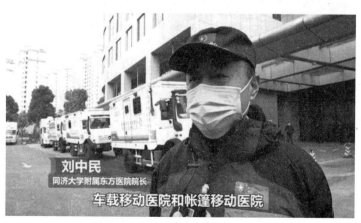

奋战在抗疫一线的本书主编刘中民教授

王　韬

同济大学附属东方医院灾难医学研究所常务副所长，应急管理办公室主任，博士生导师，教授。中国科普作家协会医学科普创作专委会主任委员，国家科学技术进步奖获得者，中国科学技术协会"2017年十大科学传播人物"获得者。同济大学附属东方医院赴武汉国家紧急医学救援队副领队。

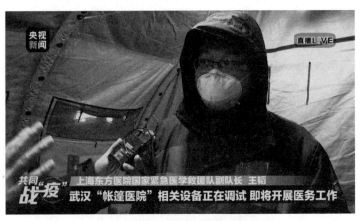

奋战在抗疫一线的本书主编王韬教授

本书编委会

顾　问

周忠和（中国科普作家协会理事长、中国科学院院士）

孟宪励（人民日报社《健康时报》总编辑）

陈　玲（中国科普作家协会秘书长）

主　审

刘　阳（人民网健康部主任）

张　慧（人民网媒体资源部副主任、上海交通大学媒体与传播
　　　　学院健康与医学传播研究中心学术委员会副主任）

刘薇群（中华护理学会社区护理专业委员会副主任委员、上海
　　　　市社区卫生协会社区护理专业委员会主任委员）

主　编

刘中民（同济大学附属东方医院院长、国家科学技术进步奖获
　　　　得者、何梁何利基金科学与技术进步奖获得者）

王　韬（中国科普作家协会医学科普创作专委会主任委员、国
　　　　家科学技术进步奖获得者、中国科学技术协会"2017
　　　　年十大科学传播人物"获得者）

副主编

丁美华（上海市浦东新区六灶社区卫生服务中心工会主席兼医疗质量管理委员会副主任委员、副主任护师、中国科普作家协会医学科普创作专委会护理学组副组长）

尹　薇（人民日报社《健康时报》网端部副主任）

韩　静（同济大学附属东方医院应急管理办公室副主任）

王学斌（同济大学附属东方医院重症医学科主任医师）

陈兴屹（同济大学附属东方医院本部医务部主任）

编　委

蒋文珍（上海市浦东新区北蔡社区卫生服务中心副主任护师）

黄永霞（上海市浦东新区金杨社区卫生服务中心副主任护师）

江长缨（上海市浦东新区南码头社区卫生服务中心主任护师）

马新凤（上海市浦东新区祝桥社区卫生服务中心副主任护师）

马　英（上海市浦东新区泥城社区卫生服务中心副主任护师）

倪春梅（上海市浦东新区书院社区卫生服务中心副主任护师）

季　英（上海市浦东新区北蔡社区卫生服务中心主管护师）

杨　敏（上海市浦东新区迎博社区卫生服务中心主管护师）

范恩芳（上海市浦东新区泥城社区卫生服务中心副主任护师）

唐春芳（上海市浦东新区大团社区卫生服务中心主管护师）

储雅琴（上海市浦东新区川沙社区卫生服务中心主管护师）

孙　静（上海市浦东新区浦兴社区卫生服务中心主管护师）

李　俊（上海市徐汇区中心医院呼吸内科/医院感染管理科副
　　　　主任医师）

赵纯红（上海市浦东新区沪东社区卫生服务中心副主任护师）

杜　江（上海市精神卫生中心物质成瘾科主任医师）

周　璐（华东疗养院外科主治医师）

吴一波（北京大学医学部）

屈莉红（同济大学附属东方医院感染科主任）

指导单位

上海市浦东新区科技和经济委员会

上海市浦东新区卫生健康委员会

编写单位

同济大学附属东方医院（灾难医学研究所）

中国科普作家协会

人民日报健康客户端、人民日报社《健康时报》

人民网健康部、媒体资源部

浙江传媒学院"达医晓护"医学传播与区块链应用研究中心

上海市社区卫生协会

上海市浦东新区急危重症专科（专病）联盟

前　言

2020年春节前夕，突如其来的新型冠状病毒肺炎肆虐中华大地。疫情面前，全国各省（区、市）启动突发公共卫生事件I级响应，各级政府积极采取一系列有效措施，全国上下众志成城抗击疫情。在新型冠状病毒肺炎扩散期间，减少外出、自觉居家隔离是阻断交叉传染、从源头上控制疫情的重要举措，其意义重大。因此，居家防护尤为重要。

本书以民众在居家隔离中关切的防护问题为重点，由各专业的临床专家以及在防疫一线具有丰富经验的社区护理专家组成的核心团队编写而成，图文并茂，通俗易懂，力争为广大人民群众提供具有针对性的居家防护指南。

本书权威性、时效性、实用性并存，且将通过权威主流媒体和新媒体渠道同步传播，进一步传达"科学传播、传播科学"的理念，是一本特殊时期的全媒体科普专著。

本书设置了"快速了解新型冠状病毒肺炎""新型冠状病毒的基础防护知识"和"居家战'疫'"三个主题内容，含"如何安排一日三餐""如何保持平稳心情""家有宠物怎么办""居家运动知多少"等百姓迫切关注的居家防护知识。书中插图以黑、白两色为主色调，简约明了。

希望疫情尽快结束，也希望本书在国家、社会和民众抗击疫情的过程中发挥作用。

感谢中国科普作家协会将本书立项为"抗击新型冠状病毒疫情"科普创作支持计划之一！

由于时间紧迫，加之编写人员均为一线的医务工作者，临床防疫工作繁忙，编写工作难免存在疏漏之处，敬请广大读者批评指正。

王韬

于武汉客厅方舱医院

2020年2月8日

目　录

第一篇
快速了解新型冠状病毒肺炎

新型冠状病毒感染所致的肺炎是一种急性感染性肺炎，它和其他急性感染性肺炎的不同之处在于引发肺炎的病原体不同，2020年2月7日，中国国家卫生健康委员会将新型冠状病毒感染所致的肺炎暂命名为新型冠状病毒肺炎。

新型冠状病毒肺炎的主要传染源为新型冠状病毒携带者和新型冠状病毒感染的患者，主要传播途径为经呼吸道飞沫传播和接触传播。常见的临床表现为发热、咳嗽、呼吸困难和乏力。人群普遍易感，老年人及有慢性基础疾病的患者发病后病情较重。

第1章

什么是新型冠状病毒肺炎

　　新型冠状病毒感染所致的肺炎是一种急性感染性肺炎，它和其他急性感染性肺炎的不同之处在于引发肺炎的病原体不同。大量病例证实该肺炎的病原体是一种新型冠状病毒。2020年2月7日，中国国家卫生健康委员会将新型冠状病毒感染的肺炎暂命名为新型冠状病毒肺炎，简称新冠肺炎。2020年2月11日，世界卫生组织（WHO）正式将新型冠状病毒肺炎命名为COVID-19。

一、认识冠状病毒

　　冠状病毒是自然界中广泛存在的一大类病毒，是目前已知核糖核酸（RNA）病毒中基因组最大的病毒。冠状病毒仅感染人和脊椎动物，可引起人和脊椎动物呼吸系统、消化系统和神经系统疾病。

　　迄今为止，除本次在武汉引起肺炎疫情的新型冠状病毒外，还发现6种可感染人的冠状病毒（HCoV-229E、HCoV-OC43、SARS-CoV、HCoV-NL63、HCoV-HKU1和MERS-CoV，图1-1）。

二、认识冠状病毒感染引起的相关疾病

由冠状病毒引起的疾病一直没有远离人类。2003年，我国爆发了"非典型肺炎"（即严重急性呼吸综合征，SARS）。导致SARS的病毒，就是一种冠状病毒（SARS-CoV）。2012年，沙

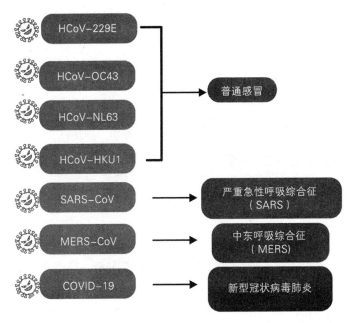

图1-1　7种可感染人的冠状病毒

特阿拉伯首次发现"中东呼吸综合征"，在全球引起1000多个确诊病例，造成近400人死亡。导致"中东呼吸综合征"的病毒，也是一种冠状病毒（MERS-CoV）。除了这两种和最近流行的新型冠状病毒，其他几种冠状病毒感染人之后，一般只会引发普通感冒。

三、新型冠状病毒流行病学特点

（一）传染源

主要是新型冠状病毒携带者和新型冠状病毒感染的患者。

（二）主要传播途径

经呼吸道飞沫传播和接触传播。

（三）易感人群

人群普遍易感。儿童及婴幼儿也可发病，症状轻、预后好；重症者以患有慢性基础疾病的中老年人为主，死亡风险高。

四、新型冠状病毒肺炎诊断标准

（一）疑似病例

结合下述流行病学史和临床表现综合分析，只要具有流行病学史中的任意一条，且符合临床表现中的任意两条，就可诊断为疑似病例。

无明确流行病学史的，符合临床表现中的任意两条，同时新型冠状病毒特异性IgM抗体呈阳性；或者符合临床表现中的三条，就可诊断为疑似病例。

1. 流行病学史

（1）发病前14天内存在有病例报告社区的旅行史或居住史；

（2）发病前14天内与新型冠状病毒感染的患者或无症状感染者有接触史；

（3）发病前14天内曾接触过来自有病例报告社区的发热或有呼吸道症状的患者；

（4）聚集性发病（2周内在小范围如家庭、办公室、学校班级等场所，出现2例及以上发热和（或）有呼吸道症状的病例）。

2. 临床表现

（1）发热和（或）呼吸道症状等新型冠状病毒肺炎相关临床表现；

（2）具有新型冠状病毒肺炎影像学特征；

（3）发病早期白细胞总数正常或降低，淋巴细胞计数正常或减少。

（二）确诊病例

疑似病例同时具备以下病原学或血清学证据之一者就可

确诊：

（1）实时荧光RT-PCR检测新型冠状病毒核酸阳性；

（2）病毒基因测序，与已知的新型冠状病毒高度同源；

（3）新型冠状病毒特异性IgM抗体和IgG抗体阳性；

（4）新型冠状病毒特异性IgG抗体由阴性转为阳性或恢复期IgG抗体滴度较急性期呈4倍及以上升高。

五、新型冠状病毒能被杀灭吗

能！

新型冠状病毒具有以下特点：

（1）对热敏感。病毒在4℃合适维持液中为中等稳定，在–60℃条件下可保存数年。但随着温度的升高，病毒活性会下降：如HCoV-229E于56℃下10分钟或37℃下数小时即可丧失感染性，SARS-CoV于37℃下可存活4天，56℃90分钟、75℃30分钟能够灭活病毒。

（2）不耐酸、不耐碱。病毒复制的最适宜pH为7.2。

（3）对有机溶剂和消毒剂敏感。75%酒精、乙醚、氯仿、甲醛、含氯消毒剂、过氧乙酸和紫外线均可灭活病毒。

如上所述，新型冠状病毒对紫外线和热敏感，56℃加热30分钟、乙醚、75%酒精、含氯消毒剂、过氧乙酸和氯仿等脂溶剂均可有效灭活病毒，但氯己定不能有效灭活病毒。

（丁美华）

第2章

得了新型冠状病毒肺炎有什么表现

新型冠状病毒肺炎的潜伏期一般为1—14天，平均3—7天。此病具有较强的传染性和人群普遍易感的特点，因此确诊患者及潜伏期感染者都可能传染其他人。

一、临床症状

新型冠状病毒肺炎患者可能会有以下临床症状：

（一）常见临床症状（图1-2）

（1）发热：所谓发热，其实就是我们普遍理解的"发烧"。发热是此病最常见的症状，通常是低至中热，也有部分患者无发热症状。

（2）咳嗽：主要为干咳。

（3）呼吸困难：约半数患者会在发病一周后出现胸闷、气短等呼吸困难的表现。

（4）乏力：通常指感到四肢无力或腰酸背痛。

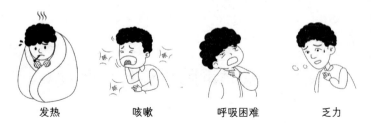

| 发热 | 咳嗽 | 呼吸困难 | 乏力 |

图1-2　新型冠状病毒肺炎的常见临床症状

（二）不典型、容易漏诊的临床症状

（1）仅以消化系统症状为首发表现，如纳差、乏力、精神差、恶心、呕吐、腹泻等。

（2）以神经系统症状为首发表现，如头痛。

（3）以心血管系统症状为首发表现，如心慌、胸闷。

（4）以眼科症状为首发表现，如结膜炎。

（三）其他不同程度病症的临床症状

部分患者仅表现为低热、轻微乏力等，无肺炎表现，起病症状轻微，一般可在一周后恢复。鼻塞、流涕、咽痛等上呼吸道症状比较少见。

从目前收治的病例情况来看，多数患者预后良好，儿童病例症状相对较轻，少数患者病情危重。临床报告显示，死亡病例多为老年人和有慢性基础疾病者。

重症患者多在发病一周后出现呼吸困难和（或）低氧血症，严重者快速进展为急性呼吸窘迫综合征、脓毒症休克、难以纠正的代谢性酸中毒和出凝血功能障碍等。值得注意的是重型、危重型患者病程中可为中低热，甚至无明显发热。该肺炎不同于其他会出现高热现象的肺炎。

二、实验室检查

患者发病早期外周血白细胞总数正常或减少，淋巴细胞计数减少。多数患者C反应蛋白（CRP）和血沉升高。在患者鼻咽拭子、痰、下呼吸道分泌物、血液、粪便等标本中可检测出新型冠状病毒核酸。

三、胸部影像学

患者早期肺部呈现多发小斑片影及间质改变，肺外带明显。进而发展为双肺多发磨玻璃影、浸润影，严重者可出现肺实变，胸腔积液少见。

四、新型冠状病毒肺炎与流感的区别

（一）新型冠状病毒肺炎的症状

主要表现为发热、乏力、干咳等；少数患者伴有鼻塞、流涕、腹泻等上呼吸道或消化道症状；重症患者多在发病一周后出现呼吸困难和（或）低氧血症，严重者快速进展为急性呼吸窘迫综合征、脓毒症休克、难以纠正的代谢性酸中毒和出凝血功能障碍等。值得注意的是重型、危重型患者病程中可为中低热，甚至无明显发热。

（二）流感的症状

主要表现为发热、头痛、肌痛和全身不适，体温可达39—40℃；全身症状表现为畏寒、寒战、全身关节肌肉酸痛、乏力、食欲减退等；多数患者伴有咽痛、干咳、鼻塞、流涕、胸骨后不适、颜面潮红、眼结膜充血等。肺炎是流感最常见的并发症。

新型冠状病毒肺炎与流感的区别见表1-1。

表1-1　新型冠状病毒肺炎与流感的区别

名称	新型冠状病毒肺炎	流感
呼吸	频率加快，甚至呼吸困难	没有呼吸困难或急促
咳嗽	症状严重，以干咳为主；伴有痰音、喘息，影响睡眠	出现时间较晚
发热	高热持续72小时以上	一般48—72小时后可正常；退烧药物效果较好
全身反应	精神差，食欲差	精神、食欲、睡眠差别不大
潜伏期	潜伏期一般为1—14天，平均7天，不过最新的研究发现中位潜伏期为3天，最长可以达到24天	无

（丁美华，乔　玲）

第3章

新型冠状病毒是如何传播的

由于现代交通运输发达，自2019年12月在湖北武汉出现新型冠状病毒肺炎之后，疫情逐渐蔓延，扩大至全国范围。目前的证据显示，新型冠状病毒具有较强的传播力，可以持续人传染人，且已多次出现一人传染多人的现象。一人传染多人的情况主要出现于医疗场所、家庭和社区聚集地。

那么，新型冠状病毒究竟是如何传播的呢？

一、新型冠状病毒的传播三要素

对于病毒的传播力而言，有一个定量指标，即基本传染数（R_0）。它代表在没有外力干预的条件下，一个感染者平均能够传染给几个人。R_0越大，病毒的传播力越强。如果R_0小于1，意味着相关疾病会慢慢自我消亡。关于新型冠状病毒的R_0，目前还缺乏可靠的估算数字。世界卫生组织在2020年1月23日给出了一个粗略的估值，为1.4—2.5。作为对比，这里列举几个人类历史上重要传染病的 R_0：麻疹12—18，流感2—4，SARS 2—5。但同时也有一些研究认为新型冠状病毒的传播力要比世界卫生组织估计的更强，甚至还有模型计算认为新型冠状病毒的 R_0 为5.7。

根据目前的流行病学调查，新型冠状病毒肺炎的潜伏期为1—14天，多为3—7天。而且，潜伏期感染者也具有传染性。

传染病为何会在人群中流行？传染病的流行必须具备三个基本环节，即传染源、传播途径和易感人群。

（一）传染源

传染源指的是体内有病原体生存、繁殖，并能够不断向体外排出病原体的人或动物，一般包括传染病患者、病原携带者、隐性感染者和受感染的动物。目前，新型冠状病毒的传染源主要是新型冠状病毒肺炎患者。此外，还包括临床症状轻微、无明显肺炎表现的轻症病例和无症状感染者。这两者的呼吸道标本经过新型冠状病毒病原学检测，结果显示为阳性，说明这两者也具有传染性。潜伏期感染者同样具有传染性。因此，劝告大家在疫情流行期间做好个人防护，尽量减少外出和聚餐，以免接触到轻症病例、无症状感染者和潜伏期感染者。如有人员接触病源，14天内要进行隔离观察。

（二）易感人群

易感人群是指对某种传染病缺乏免疫力而容易感染该病

的人群，尤其是免疫力低下的人群。因为人群暂时还缺少对新型病毒株的免疫力，所以对于新型冠状病毒肺炎，人群普遍易感，目前各年龄层、不同性别和人种都有感染病例。而在已确诊的患者中，老年人及有慢性基础疾病的患者发病后病情较重。

（三）传播途径

阻断病毒从传染源到易感人群的通路，关键在传播途径。传播途径是指病原体从传染源排出体外，经过一定的传播方式，到达与入侵另一个易感者的过程。常见传播方式包括空气、尘埃、飞沫传播，水与食物传播，接触传播（分为直接接触传播和间接接触传播），虫媒等生物媒介传播，土壤传播。此外，还包括经血液和血制品传播、垂直传播和性传播。

目前已经确定的新型冠状病毒传播途径主要是经呼吸道飞沫传播（打喷嚏、咳嗽等）和接触传播（用接触过病毒的手接触自身的口、鼻、眼等的黏膜组织），见图1-3。但不排除空气传播、粪-口传播和垂直传播等多种传播途径的可能性。

1. 经呼吸道飞沫传播

可以分为直接传播和气溶胶传播。当患者打喷嚏、咳嗽、说话的时候会产生大量含有病毒的飞沫，飞沫可散布至患者周围大约数米范围的空气中，然后易感者直接吸入或其黏膜表面沾染到这些飞沫而导致感染，称为直接传播。一般的飞沫颗粒

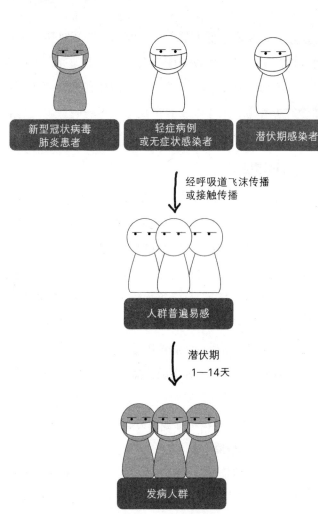

图1-3 新型冠状病毒的主要传播途径

较大，不会长时间悬浮在空气中，但有些直径小于 5 μm 的飞沫可以混合在空气中，形成气溶胶。气溶胶可以悬浮在空气中较长时间和漂浮较远距离，然后易感者吸入气溶胶而导致感染，称为气溶胶传播（新型冠状病毒是否能通过气溶胶传播，目前还没有明确证据支持）。

2. 接触传播

可以分为直接接触传播和间接接触传播。中间没有通过其他物品，由病原体直接引起的感染称为直接接触传播。最常见的直接接触传播包括接吻和性交等。由接触被污染的物品引起的感染称为间接接触传播。通俗地讲，间接接触传播就是日常生活用品被传染源的痰液、唾液、下呼吸道分泌物、血液或排泄物污染后，病毒能在物品表面短暂性存活，然后易感者的手接触到上述带病毒的物品并触摸自己的口、鼻、眼等的黏膜组织，使病毒进入体内而导致感染。

目前，在多类样本包括门把手等中检测出了新型冠状病毒核酸。此外，深圳的研究人员在患者的粪便中也检测到了新型冠状病毒核酸，美国首例患者的粪便中也检测出新型冠状病毒核酸。这些信息表明，新型冠状病毒有通过粪-口途径传播的可能性。

同时，还有一些信息提示新型冠状病毒肺炎可能有其他传播方式或途径。例如，在重症患者的血液中检测到新型冠状病毒核酸；一名新生儿在出生后30小时被检测出感染新型冠状病毒，其母亲为新型冠状病毒肺炎患者；在某商场，一个新型冠状病毒肺炎患者仅仅待了3小时，之后就出现了数个感染者；因同乘一部电梯，某个新型冠状病毒肺炎患者疑似传染了其他健康人；被确诊为新型冠状病毒肺炎患者的某个外卖员，确诊前处于正常工作状态，可能导致多人感染。

门把手、电梯按键、外卖员，这些生活中司空见惯的物件及经常能见到和接触到的人极有可能携带并传播病毒，因为公共设施或提供服务者本身可作为疾病的传播媒介。这样的媒介，还有公用电话、办公电脑键盘、游乐场的设备、公共交通工具等。所以，大家一定要勤洗手！

此外，我们常说的"饭前便后洗手"需要改为"饭、便前后洗手"。因为进餐以后，接触了公共餐具和物品的人也可能携带并传播病毒；如果大、小便之前不洗手的话，外生殖器等的皮肤和黏膜存在被污染的可能性，所以应该强调饭、便前后均要洗手！

二、防控新型冠状病毒

针对传染病的防控措施包括控制传染源、切断传播途径和保护易感人群。我国政府对本次疫情高度重视，现已将新型冠状病毒肺炎纳入《中华人民共和国传染病防治法》规定的乙类传染病，并按甲类传染病管理。

目前，针对新型冠状病毒最有效的防控措施就是隔离。为此，医疗机构对新型冠状病毒肺炎确诊病例及疑似病例采取了隔离治疗；确诊病例或疑似病例的密切接触者在接触病源后14天内，要进行隔离观察。为了切断传播途径，要根据新型冠状病毒的传播途径采取相应的措施，包括少去人员密集的公共场所、少聚餐、少乘坐公共汽车或地铁、少接触公共场所的公共物品和部位等，避免用手接触口、鼻、眼，要勤洗手、佩戴口罩等。同时，可以通过居家合理膳食、锻炼身体、调节情志等方式来提高人体抵抗力，达到保护易感人群的目的。

（梅久红，杨　敏）

第二篇

新型冠状病毒的基础防护知识

目前，对于新型冠状病毒肺炎无特异性治疗方法，也无可预防疫苗。面对新型冠状病毒，我们每一个人都应该从自身做起，做好自我防护、家庭防护，乃至社会防护，包括保持基本的手部和呼吸道卫生，坚持安全饮食，并尽可能避免与任何表现出有呼吸道疾病症状（如咳嗽或打喷嚏等）的人密切接触，降低被感染的概率。

第1章

什么是密切接触者

密切接触者就是指在没有有效防护措施的情况下与确诊病例、高度疑似病例或检测结果阳性的无症状感染者有近距离接触史的人员。

一、密切接触者的分类（图2-1）

（一）生活方面密切接触者

包括与确诊病例、高度疑似病例或检测结果阳性的无症状感染者共同居住、共同饮食，或照料其饮食起居，有机会接触其体液（血液、唾液、眼泪、鼻涕等）、排泄物（大、小便及呕吐物）的人员。

（二）工作方面密切接触者

包括与确诊病例、高度疑似病例或检测结果阳性的无症状感染者在同一区域工作（相隔距离较近，来回走动时会有接触机会）的人员。

（三）学习方面密切接触者

包括与确诊病例、高度疑似病例或检测结果阳性的无症状感染者在同一机构的儿童、各任课老师，以及其他与其有直接接触史的相关机构工作人员。

（四）娱乐方面密切接触者

包括与确诊病例、高度疑似病例或检测结果阳性的无症状感染者在同一电影厅、餐厅、KTV、酒吧、棋牌室、舞厅、网吧、游乐园等各类娱乐场所，尤其是空间小的娱乐场所，来回互动的人员。

（五）医院方面密切接触者

包括给确诊病例、高度疑似病例或检测结果阳性的无症状感染者诊治的医生、护士、医技人员，相关护工、家属，有近距离接触史的医院勤杂人员，同病室的其他患者及其陪护人员。

（六）交通工具方面密切接触者

1. 铁路列车

①确诊病例、高度疑似病例或检测结果阳性的无症状感染者乘坐全封闭空调列车时，包括与其所在硬座、硬卧同车厢或软卧同包厢的所有乘客和为该区域服务的乘务人员；②确诊病

例、高度疑似病例或检测结果阳性的无症状感染者乘坐非全封闭的普通列车时，包括与其所在硬座、硬卧车厢同排和前后相邻的乘客，所在软卧同包厢的所有乘客，以及为该区域服务的乘务人员。

2. 地铁

包括与确诊病例、高度疑似病例或检测结果阳性的无症状感染者同车厢的所有人员。

3. 飞机

①一般情况下，包括民用航空飞机内与确诊病例、高度疑似病例或检测结果阳性的无症状感染者同机舱乘坐的同排和前后各三排座位上的所有乘客，以及为上述人员提供服务的乘务员，其他乘客作为一般接触者；②如果确诊病例、高度疑似病例或检测结果阳性的无症状感染者乘坐的是未配备高效微粒过滤装置的民用航空飞机，机舱内所有人员均为密切接触者。

4. 出租车

包括与确诊病例、高度疑似病例或检测结果阳性的无症状感染者同车乘坐的所有乘客及司机。

5. 公交车、长途汽车

①确诊病例、高度疑似病例或检测结果阳性的无症状感染者乘坐全封闭的空调客车时，包括与其同车乘坐的所有人员；②确诊病例、高度疑似病例或检测结果阳性的无症状感染者乘坐通风的普通客车时，包括与其同车乘坐的同排和前后各三排

座位上的所有乘客和驾驶员；③如公交车上有人站立时，包括与确诊病例、高度疑似病例或检测结果阳性的无症状感染者相隔1米范围内的所有人员。

6. 轮船

包括与确诊病例、高度疑似病例或检测结果阳性的无症状感染者同一舱室的所有乘客和为该舱室提供服务的乘务人员。

（七）其他方面密切接触者

1. 电梯

包括与确诊病例、高度疑似病例或检测结果阳性的无症状感染者同时乘坐同一电梯的所有人员。

2. 自动扶梯

包括与确诊病例、高度疑似病例或检测结果阳性的无症状感染者同时乘自动扶梯且前后相隔1米范围内的所有人员。

3. 超市、菜场

包括与确诊病例、高度疑似病例或检测结果阳性的无症状感染者相隔1米范围内的所有人员。

以上几类人员均可能被列为密切接触者。接触期间，若确诊病例、高度疑似病例或检测结果阳性的无症状感染者出现高热、打喷嚏、咳嗽、呕吐等症状，不论时间长短，相关接触人员均应被判定为密切接触者。

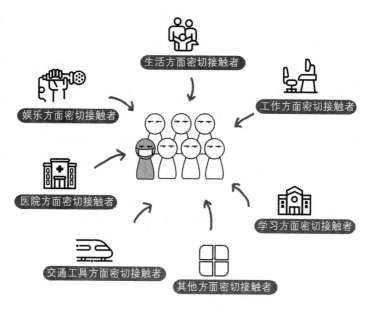

图 2-1 密切接触者的分类

二、密切接触者的判定

在判定你是否为密切接触者，分析你感染、发病的可能性时，卫生防疫人员会根据接触期间确诊病例、高度疑似病例或检测结果阳性无症状感染者的临床表现、接触方式、接触时有无采取防护措施，以及你有无暴露于被污染的环境和与物体接触的程度等因素，进行综合判断。但是，很多时候人们在不知道自己周围是否有此类病例的情况下感染了病毒，并在发病前又将病毒带给了他人，从而导致疫情扩大。

目前，上海已经发生了多例无流行病学史和接触史的确诊患者，他们可能与其他患者接触过的物体及被污染的环境中的病毒有关。这种情况是比较难把控的，因此务必减少不必要的外出，不要让自己在不知不觉中成为密切接触者。如果觉得自己可能成了密切接触者，请在第一时间上报所在居民委员会、村民委员会；或拨打114询问所在地区的联防联控办电话，说明情况，由相关部门派卫生防疫人员上门来判定你是否为密切接触者；有必要的话应居家隔离观察14天。

（储雅琴）

第2章

为什么要对密切接触者隔离观察14天

　　隔离观察是指对有可能被传染到传染病的人员按此传染病的最长潜伏期采取相应的隔离措施，观察其健康状况，是否出现相关症状（如新型冠状病毒肺炎患者的症状为发热、乏力、干咳、腹泻，并逐渐出现呼吸困难等，以及其他系统不典型表现），以便这些人员在疾病潜伏期和进展期内得到早期发现、早期治疗和救护，同时，减少和避免将病毒传染给其他健康人群。

一、隔离观察的对象

　　隔离观察的对象指有可能被传染到传染病的人员，包括曾经与确诊病例、高度疑似病例或检测结果阳性的无症状感染者有过密切接触，或暴露于检测结果阳性的野生动物及周围环境的人员。

二、隔离观察地点的安排

隔离观察可以分为居家隔离观察和集中隔离观察。一般密切接触者都为居家隔离观察，就是在自己家中进行隔离观察。但是，如遇到去外地旅游、公出等情况，这些密切接触者将被安排集中隔离观察（观察地点为如酒店、宾馆等方便管理的场所，相关部门会作统一安排）。

三、隔离观察时间

隔离观察时间是由疾病的潜伏期决定的，新型冠状病毒肺炎的潜伏期为1—14天，多为3—7天。潜伏期内，感染者可能没有不舒服的表现，但是具有传染性，很可能会将病毒传给一起生活、工作的家人、同事或其他人。14天内未发病的，可以认为没有感染新型冠状病毒，是安全的。因此，将新型冠状病毒密切接触者的隔离观察时间定为14天。

四、隔离观察的重要性

目前，对密切接触者采取较为严格的隔离观察这种预防性公共卫生措施是十分必要的，这既是一种对公众健康安全负责的态度，也是国际上通行的做法。隔离观察期间原则上是不让外出的，如有特殊情况一定要外出，要做好防护。对于隔离观察14天且不让出门，有的人不理解，尤其是集中隔离观察者，有家不能回、工作不能按时完成、家中还有老小等，会让其产生各种不良情绪。但是，为了控制疫情，还大家一个安全的环境，请一定配合好，做好14天的隔离观察。

五、隔离观察和隔离治疗的区别

隔离观察和隔离治疗的区别在于，隔离观察的对象是密切接触者，不一定会被病毒感染，但是需要隔离观察14天。隔离治疗是指将已被确诊的传染病患者收治在指定处，限制其活动并给予治疗，直到消除传染病传播危险。新型冠状病毒密切接触者在隔离观察期间出现发热、乏力及呼吸道症状时，要在采取有效防护措施的条件下，立即到指定医疗机构进行隔离治疗。

六、隔离观察期间的心理调适

隔离观察期间，由于缺乏相关知识、害怕自己会得新型冠状病毒肺炎、此病有一定的死亡率，隔离观察者都存在不同程度的心理压力。下面列举了一些可能产生的心理问题，并给出了一些建议。一旦被列为隔离观察对象，要学会自我心理调适。

（一）可能产生的心理问题

1. 恐惧

害怕被病毒传染、医护人员上门时全副武装、集中隔离观察者身处陌生地方等，这些都会让人产生恐惧心理。

2. 焦虑

一方面，突然被告知需要隔离观察14天，对于多数人来说这是人生中第一次经历的事情，为了适应这个重大且可能有危险的变化，会产生紧张和不愉快的情绪；另一方面，想尽快知道自己是否被感染，又发愁被确诊后该怎么办，加上工作不得不停止、家中老小无人照顾、不能外出配药（特别是有慢性病者）等原因，会让人无法安静下来，产生焦虑情绪。

3. 抑郁、孤独

隔离观察需要14天，这期间不能多接触亲人，不能外出，隔绝了与社会的直接交往，无人陪伴（特别是集中观察者）、活动空间狭小等，会让人逐渐产生低落、悲观等情绪。随着时间的推移，孤独感会逐渐增强，直至隔离观察结束。

4. 愤怒

觉得自己没有被病毒感染的可能性，也不承认自己是密切接触者，被告知需要隔离观察14天后产生极度不满情绪，不配合隔离观察期间卫生防疫人员的工作。有的集中隔离观察者还与卫生防疫人员发生争执，提出各种不合理要求等。

5. 自卑

许多人担心14天隔离观察结束后会受家人、同事冷落、嫌弃，被避而远之，因此有的人会在隔离观察结束前产生自卑感。

（二）针对以上问题给出的建议

1. 了解情况

为了控制新型冠状病毒肺炎疫情，隔离观察14天是有科学依据且必要的，这么做是在为控制疫情作贡献。要主动和医护人员沟通，了解疾病相关知识，消除内心各种疑虑，但不要过分关注疫情，以免大脑信息量超载，加重焦虑情绪。

2. 增强信心

新型冠状病毒肺炎不是不治之症，即使得了这种病，绝大多数患者还是可以完全康复的，目前已有多个治愈病例。恐惧、焦虑、抑郁、悲观等负面情绪，会降低人体免疫力，增加感染机会；相反，积极的态度、乐观的情绪，会增强人体免疫力。

3. 理解和支持

有一点是值得肯定的，即卫生防疫人员在为大家保驾护航。为了能够早日控制住新型冠状病毒肺炎疫情，他们一接到通知，不管是白天还是晚上，都要前去摸排密切接触者，做好消毒、宣传、指导、解释等工作。因此，请理解上门服务的卫生防疫人员，不要拒绝，不要愤怒。他们全副武装，不仅是为了保护自己，以便能为更多人继续工作下去，也是为了保护大家。

4. 坚持锻炼身体

这是可以缓解压力的，如冥想、瑜伽、太极拳等，凡是在室内可以做的运动都可以。

5. 保持沟通

利用手机等通信工具，与亲人、朋友保持联系，得到鼓励、安慰，这个时候亲人、朋友的支持是非常必要的。此外，也可以下载K歌软件、游戏等，通过手机与家人、朋友一起唱歌、游戏以宣泄不良情绪；还看自己喜欢的电影，从而消除孤独感，保持良好的心态。

6. 保持学习习惯

如果你有学习的习惯，请继续保持，这也有助于消除焦虑、孤独等情绪。

7. 灵活安排工作

现在信息发达，如果条件允许，可以临时将隔离观察地点作为办公场所，这样也可以减少不良情绪。

8. 求助配药

有慢性病如高血压、糖尿病等且需要配药的，请告知医护人员，他们会想办法帮你解决，不要担心。

9. 寻求心理帮助

如果上述建议还不能缓解你的心理压力，那么可以通过医护人员或网络寻求心理咨询和辅导。

（储雅琴）

第3章

出现可疑症状后如何就医

如果出现上呼吸道感染或新型冠状病毒肺炎的可疑症状（包括畏寒发热、鼻塞流涕、咳嗽咽痛、浑身乏力、胸闷及呼吸困难等呼吸道症状，恶心、呕吐、腹泻等胃肠道症状）时，应持理性的态度，不要急着去医院发热门诊，减少二次感染的风险。

症状较轻者可充分利用国家政府正规机构近期推出的各类公众号等进行线上咨询，如微医互联网总医院呼吸中心（配备1500名三甲医院专家在线义诊，3分钟内极速回复）、丁香医生在线咨询及当地的24小时发热咨询专线，均可在第一时间给出专家意见。

症状较重或病情持续加重者，尤其是出现胸闷、呼吸困难者，应提高警觉性，及时就医排查与诊治。出现可疑症状的患者及家属不要紧张、恐慌，出现可疑症状的患者应立即做好隔离措施（佩戴医用外科口罩或N95口罩，与其他家庭成员隔离，最大限度减少家内的共用空间，使用单独房间并开窗通风），其他家庭成员也应立即做好防护准备（用流动水洗手、戴口罩、开窗通风、用含氯消毒剂对家具等物品进行消毒）。

出现可疑症状的患者要按照以下流程就医。

一、出现可疑症状时

有流行病学史者（见第5页），出现可疑症状时，可拨打120急救电话、居民委员会或社区服务中心应急人员电话。请家庭成员中能够准确表达目前患者情况的人拨打电话，准确告知出现可疑症状患者的目前症状及发病前2周的接触史，准确告知家庭地址，准备好相应资料（如身份证、医保卡等），等待卫生防疫人员上门排查、指导，或由120急救专车接送到附近定点发热门诊就医。

二、就医途中

出现可疑症状的患者必须全程佩戴口罩（医用外科口罩或N95口罩），尽量避免乘坐地铁等公共交通工具前往医院，避免经过人员密集的场所和公共场所。应尽量选择乘坐私家车去医院就医，如果没有私家车，可根据家与定点医院间的距离选择步行或其他出行方式（以尽量减少接触人员为准则）。无论是乘坐私家车，还是乘坐其他交通工具，全程适当开窗通风；出现可疑症状的患者靠窗，注意避免与司机及家人等近距离接触，并与他们保持尽可能远的距离；陪同者（尽量减少陪同者）须戴口罩；出现可疑症状的患者的分泌物必须用一次性纸巾包好，放在随身携带的塑料袋内，并将袋口扎紧；提醒司机不要开启车内空调内循环；出现可疑症状的患者要尽量避免接触车内一切物品，可使用避污纸（一次性纸巾）。注意：避污纸、一次性口罩使用后暂时放在随身携带的塑料袋内，到医院后弃于医疗废物垃圾桶内；出现可疑症状的患者及家属要随时保持手卫生。

当出现可疑症状的患者下车后，其他人员应迅速打开所乘车辆的所有窗户进行通风，并对患者可能接触过的物品（座椅、车把手、车窗等）表面进行规范消毒。可选用合法有效的消毒剂或消毒湿巾擦拭消毒。

三、到定点医院后

出现可疑症状的患者在就医过程中应尽量避免接触医院物品（门把手、门帘、桌椅、医生白大褂等），保持手卫生，随时用流动水洗手，没有流动水时可用快速手消毒剂进行手消毒；打喷嚏或咳嗽时用纸巾遮住口、鼻，避免手直接接触口、鼻和眼；主动向接诊医生告知发病前2周的接触史，配合医生进行诊断和治疗。

（孙　静）

第4章

对于新型冠状病毒有哪些防护用品

新型冠状病毒对紫外线和热敏感,56℃加热30分钟、乙醚、75%酒精、含氯消毒剂、过氧乙酸和氯仿等脂溶剂均可有效灭活病毒,氯己定不能有效灭活病毒。

面对新型冠状病毒,我们每一个人都应该从自身做起,做好自我防护、家庭防护,乃至社会防护,并尽可能避免与任何表现出有呼吸道疾病症状(如咳嗽或打喷嚏等)的人密切接触,减少被感染的概率。

那么,对于新型冠状病毒到底有哪些防护用品,该如何选择合适的防护用品呢?

日常生活中最常用的防护用品包括口罩、手套、洗手用品、消毒用品(图2-2)。

一、口罩

可以选择具有预防呼吸道传染病的口罩,包括医用外科口罩(应符合YY 0469—2011《医用外科口罩》)、医用防护口罩(应符合GB 19083—2010《医用防护口罩技术要求》)。在日常生活中，避免近距离（1米以内）接触。要接触有可疑相关症状的患者时，建议选择医用外科口罩；要近距离（1米以内）接触确诊患者或疑似患者时，建议选择医用防护口罩（N95及以上）。使用前应对口罩进行气密性检查，使用时应保持口罩清洁，并注意定时更换。

二、手套

包括一次性使用医用橡胶手套和长袖橡胶手套。日常生活中若要碰触疑似患者少量的体液、呕吐物、排泄物等时，应佩戴一次性医用橡胶手套；若要碰触疑似患者大量的血液、体液、排泄物等时，应佩戴长袖橡胶手套。佩戴前应检查手套有无破损。一次性使用医用橡胶手套限一次性使用，长袖橡胶手套可用84消毒液浸泡后复用。

三、洗手用品

预防感染的首要措施是做到经常洗手，日常洗手用品包括肥皂、含有酒精的洗手液、速干手消毒剂等。WHO的手卫生指南强调了含酒精的洗手液是改善手卫生的重要因素，在有条件的情况下，首选用含酒精的洗手液和流动水洗手，在没有含酒精的洗手液的情况下，推荐用肥皂和流动水充分洗手。速干手消毒剂能快速消灭医院感染中常见的病原微生物，随时可取，可简化洗手流程，便于随身携带，通常在手部未见明显污染物时使用。日常生活中应做到反复正确洗手，洗手时认真搓双手至少20秒，提高自身手卫生的依从性。

四、消毒用品

推荐使用75%酒精、含氯消毒剂和过氧乙酸消毒剂。

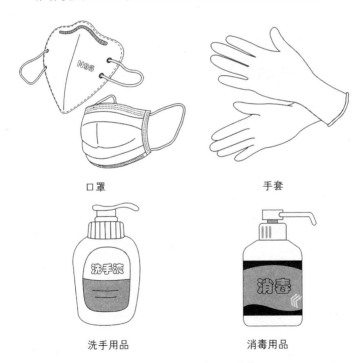

口罩　　　　　　　　　　　手套

洗手用品　　　　　　　　　消毒用品

图2-2　日常生活中最常用的防护用品

（一）75%酒精

日常生活中广泛使用，具有挥发性，作用时间短，对病原微生物的繁殖体有致死作用。

（二）含氯消毒剂

是指溶于水后产生能够杀灭微生物活性的次氯酸的消毒剂，常用的有84消毒液等。配制84消毒液时，应参照产品说明书上的配制比例，并戴上橡胶手套和口罩。

（三）过氧乙酸消毒剂

是一种强氧化剂，能迅速杀灭病毒、细菌、真菌和芽孢。

（马新凤，虞青青）

第5章

如何选择口罩

为了预防新型冠状病毒肺炎，应尽量减少出门，如出门请戴口罩，因为正确使用口罩是阻断呼吸道传染病的有效手段。

一、选择合适有效的口罩

（一）各种口罩的推荐度（表2-1）

1. 纸质口罩、棉质口罩、海绵口罩、活性炭口罩：不推荐

以上口罩用于普通环境下的卫生护理，或致病性微生物以外的颗粒（如花粉）的阻隔及防护。因此，疫情防控期间，这些口罩均不推荐。

2. 医用外科口罩：推荐

经研究表明，医用外科口罩的防护性能和安全性能都是达标的，医用外科口罩可以有效阻断大部分空气中的病原微生物，适合居民在当前疫情防护期间或去人员密集的公共场所时

佩戴（不建议婴幼儿使用，但能用语言表达的孩子可以使用）。

3. 医用防护口罩（如N95/KN95及以上）：特定人群使用

医用防护口罩能有效阻隔飞沫、血液、分泌物等，是自吸过滤式密合型防护口罩，能阻止大部分细菌、病毒等，适合居民近距离接触呼吸道感染者，或去人员高度密集的公共场所时佩戴。N95口罩防病效果好，但是透气性差，呼吸阻力大，不适合长时间佩戴，特别是孩子，不建议戴N95口罩，容易引起孩子呼吸困难。

4. 带呼吸阀的N95口罩：不推荐

慢性呼吸道疾病、心脏病或其他伴有呼吸困难症状的患者，使用不带呼吸阀的N95口罩可能会使呼吸更加困难，使用带呼吸阀的N95口罩可以使呼吸更加轻松，并有助于减少湿热积聚。

本次疫情防控期间，请尽量选择不带呼吸阀的口罩。虽然N95口罩带不带呼吸阀都不影响其对佩戴者的呼吸保护作用，但是带呼吸阀的N95口罩仅保护佩戴者，而不保护周围的人。如果在公共场合看到佩戴带呼吸阀的N95口罩的人，我们要尽量远离，因为对于其他人来说，这个人相当于一个不戴口罩的人。如果你是病毒携带者，请选用不带呼吸阀的N95口罩，不要把病毒传染给其他人。如果要维护一个无菌环境，也不能使用带呼吸阀的N95口罩，因为佩戴者可能会呼出细菌或病毒。

表2-1　各种口罩的推荐度

	普通棉质口罩	**不推荐** 用于普通环境下的卫生护理，或致病性微生物以外的颗粒（如花粉）的阻隔及防护
	医用外科口罩	**推荐** 适合居民在当前疫情防护期间或去人员密集的公共场所时佩戴
	医用防护口罩 （如N95/KN95及以上）	**特定人群使用** 适合居民近距离接触呼吸道传染者或去人员高度密集的公共场所时佩戴
呼吸阀	带呼吸阀的 N95口罩	**不推荐** 仅保护佩戴者，而不保护周围的人

（二）不同人群选择建议

1. 一般人群

普通民众、公共交通司乘人员、出租车司机、环卫工人、公共场所服务人员等在岗期间，建议佩戴医用外科口罩，有条件且身体状况允许的情况下，可佩戴医用防护口罩。

2. 高危人群

可能接触疑似病例或确诊病例的高危人群，原则上应佩戴医用防护口罩（N95及以上）并佩戴护目镜。

（三）特殊人群选择建议

1. 孕妇

应注意结合自身条件，选择舒适性比较好的口罩。

2. 老年人及心肺疾病患者

佩戴口罩后会产生不适感，甚至会加重原有病情，应寻求医生的专业指导。

3. 儿童

处在生长发育阶段，因脸型小，要选择儿童防护口罩。

最后要提醒的是，对于口罩大家要有正确的认知：戴口罩虽然是阻断呼吸道传染病的有效手段，但也不能完全消除暴露、受感染的危险。因此，还是要尽量减少外出，避免去人群密集的公共场所，在家中要不定时开窗通风。

二、正确佩戴口罩

（一）绑带型或耳带式医用外科口罩

1. 正确佩戴的步骤

戴口罩前要先洗手，戴的过程中手不要碰到口罩内面。戴口罩时，口罩的深色面朝外，浅色面朝内并贴着口、鼻。绑带型：将上面的带子紧绑在后脑勺处，下面的带子紧绑在后头颈处。耳带式（图2-3）：①将两边橡筋带挂在双耳上，上下拉开褶皱，使罩面完全展开，将口、鼻、下巴完全包住；②将双手

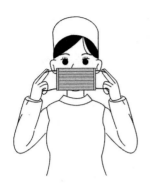

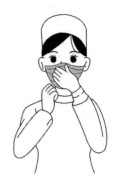

1.口罩深色面朝外，并贴着口、鼻，将两边橡筋带挂在双耳上，上下拉开褶皱，使罩面完全展开

2.从中间位置开始，用手指向内按压鼻夹

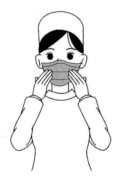

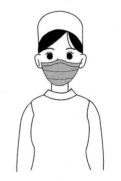

3.双手从中间开始逐步向两侧移动，根据鼻梁形状塑造并压紧鼻夹

4.适当调整罩面，使口罩与面部完全贴合

图2-3 医用外科口罩（耳带式）的正确佩戴步骤

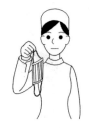 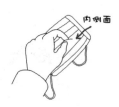

内侧面

1.捏住两边橡筋带脱下口罩　　　　2.捏住口罩内侧面

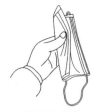 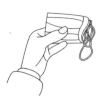

3.做两次对折

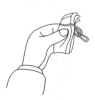 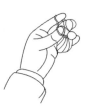 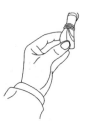

4.用两侧橡筋带扎紧口罩

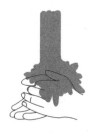 5.正常居民戴过的口罩，请扔进干垃圾桶，如果在医院，请扔进黄色的医疗废物垃圾桶，最后不要忘记洗手

图2-4　医用外科口罩的摘除步骤

指尖放在鼻夹上，从中间位置开始，用手指向内按压；③逐步向两侧移动，根据鼻梁形状塑造并压紧鼻夹；④适当调整罩面，使口罩与面部完全贴合。

2. 正确摘除的步骤（图2-4）

绑带型的，先解开下面的带子，再解开上面的带子。耳带式的，直接摘下两根带子即可。

（二）医用防护口罩（N95）

1. 正确佩戴的步骤（图2-5）

①戴口罩前要先洗手，戴口罩时一只手呈爪形托住口罩外面，手不要碰到口罩内面。②金属鼻夹朝外、朝上，使口罩覆盖住口、鼻、下巴。将下面的带子拉过头顶，放在后头颈处，再将上面的带子拉至头顶，放在后脑勺上方。③将双手指尖放在鼻夹上，从中间位置开始，用手指向内按压，并逐步向两侧移动，根据鼻梁形状塑造并压紧鼻夹，适当调整罩面，使罩面与面部完全贴合。④戴好口罩后检验效果，不要"白戴"。具体方法：双手捂住口罩，用力呼吸，如果感觉气体在面部及口罩间泄漏，需要重新调整口罩位置并调整鼻夹，以达到密合良好。

2. 正确摘除的步骤

先将后头颈处的带子绕过头顶并往前拉下至胸口前方，一只手拿住带子，然后另一只手将后脑勺上方的带子摘下，双手

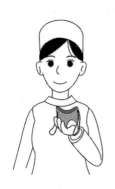

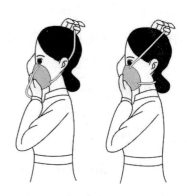

1.一只手呈爪形托住口罩外面，手不要碰到口罩内面

2. 金属鼻夹朝外、朝上，使口罩覆盖住口、鼻、下巴。将下面的带子拉过头顶，放在后头颈处，再将上面的带子拉至头顶，放在后脑勺上方

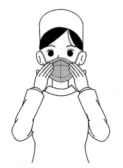

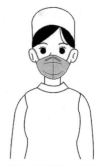

3. 将双手指尖放在鼻夹上，从中间位置开始，用手指向内按压，并逐步向两侧移动，根据鼻梁形状塑造并压紧鼻夹，适当调整罩面，使罩面与面部完全贴合

4. 戴好口罩后检验效果，不要"白戴"

图2-5　医用防护口罩的正确佩戴步骤

各拿一根带子。

（三）当出现以下情况时，应及时更换口罩

（1）呼吸阻抗明显增加；

（2）口罩有破损或损坏；

（3）口罩与面部无法完全贴合；

（4）口罩受污染（如染有血渍或飞沫等异物）；

（5）佩戴期间曾与患者有过接触或曾去过患者病房（因为口罩已被污染）。

（四）注意要点

（1）每次戴口罩前必须检查包装有没有漏气、生产日期及有效期等，确认合格后再使用。

（2）使用时间：对于医用外科口罩，有条件的情况下建议2—4小时更换一次，实在无法做到的可以酌情适当延长一点时间，但一旦被污染必须更换；不可内、外面戴反，不能两面轮流戴；一个口罩仅限一人使用，对非织造布过敏者慎用。N95口罩不是一次性使用口罩，在没有足够量的情况下，只要没有被明显弄脏或损坏，就可以重复使用，但变形、变湿、变脏、被污染或漏气不贴合时都必须丢弃。为了保证口罩的密合性，男士建议先刮掉胡子再戴口罩。

（3）记住，无论是戴着的口罩，还是摘下的口罩，口罩外面都是"脏"的，尽量避免用手接触，摘下口罩后请立即洗手。

三、正确处理戴过的口罩

戴过的口罩不要随手乱放，不可随意放在衣服口袋里、包里、桌上等。必须正确处理戴过的口罩，但是不要采取开水烫、阳光晒等这些平时大家认为能杀菌的方法。

现在最容易做到的正确处理方法有两种：

（1）如果正好在医院内，可以直接将戴过的口罩丢弃在黄色的医疗废物垃圾桶内。

（2）如果在家中，正常居民戴过的口罩，请扔在干垃圾桶内。若是疑似感染人员戴过的口罩，则应扔在有害垃圾桶内，并在口罩上喷洒84消毒液或75%酒精。如果没有消毒液或酒精，可以将口罩放在保鲜袋或密封袋内并扎紧袋口，然后扔在有害垃圾桶内。切记，处理好戴过的口罩后必须认真洗手。

下面这些口罩的使用误区（表2-2），千万别踩。

表2-2　关于口罩使用的各种误区

误　区	解　释
1.口罩越厚，防病毒效果越好	**错** 一般棉质口罩虽然厚实，但是基本不具备预防传染病效果
2.口罩使用一次后就得扔掉	**错** 如无发热或流涕等症状，可重复使用；如接触过有发热或咳嗽等症状的人员或口罩脏污，不能重复使用

（续表）

误 区	解 释
3. 带呼吸阀的N95口罩对新型冠状病毒没有防护作用	**错** 带呼吸阀的N95口罩可以保护佩戴者，但不保护周围的人。如果是感染者，要选没有呼吸阀的款式，避免感染他人
4. 戴两层口罩比戴一层效果好	**错** 两层不能增加防护效果，反而影响通气功能，造成资源浪费
5. 口罩经过消毒、清洗后可二次使用	**错** 清洗、消毒口罩会导致其变形、过滤层受损，易造成二次污染
6. 成人口罩加固后，也可以给儿童用	**错** 儿童脸型较小，与成人口罩边缘无法充分贴合，不建议儿童佩戴具有密合性要求的成人口罩

（马新凤，虞青青）

第6章

如何正确洗手

预防新型冠状病毒肺炎，除了防止吸入携带有病毒的飞沫外，还要防止接触传播。在居家自我防护中，预防日常生活接触传播尤为重要。平时我们都习惯通过手来接触外界，这使手成为病毒停留和传播的中转站，一旦手接触了被病毒污染的物品表面，病毒就可以经口、眼、鼻、伤口等途径传播。

由此可见，洗手是预防新型冠状病毒肺炎最关键的措施之一。

一、什么情况下需要洗手

（1）出门在外，接触门把手、电梯按钮、公交车扶手等一切公共设施表面后，手上可能带有肉眼无法可见的病毒，有条件时请及时洗手。回家后的第一件事必须是洗手。

（2）碰触自己的口、鼻、眼等部位前，请先洗手。有专家提出，人一小时内会至少三次用手触碰自己的口、鼻、眼等部位。这就为病毒的传播创造了机会。因此，要勤洗手。

（3）触碰自己的伤口，或忍不住抠脸上的小痘痘，或在身体其他部位抓痒痒前，必须先洗手，因为病毒无孔不入。

（4）触摸宠物前后，也务必洗手。触摸前不洗手的话，你很可能会把病毒间接传给宠物，它也许不会发病，但会成为活的传染源；触摸后不洗手的话，宠物可能会将其携带的病毒传染给你。

（5）处理食材前后，接触锅、碗、瓢、盆等厨房用具前及用餐前，都要洗手，以降低病从口入的概率。

（6）上厕所前后，也要洗手。我们从小被教育要讲卫生，上厕所后要洗手已经成为人们的习惯，但是还有一点需要特别强调，即上厕所前也要洗手，因为如果不洗手就上厕所，那么先前手上可能携带的病毒会更容易威胁到我们。

（7）咳嗽或打喷嚏时，在不确定手是否清洁的情况下，请用手肘处的衣物遮住口、鼻，请尽量养成这个习惯。假如一时改不了这个习惯，用手捂口、鼻后请马上洗手。

（8）触摸到所戴口罩的外层时，一定要洗手。口罩有阻挡携带病毒的飞沫进入佩戴者口、鼻的作用，其外层是接触病毒最多的地方，绝对是病毒聚集地。这也是许多人容易忽视的环节，请务必重视。

（9）扔垃圾后，请及时洗手。大多数人都会在出门时顺手将垃圾扔到定点投放处，然后去上班或买菜等。其实，扔垃圾后不洗手这样一个小小的疏忽，也会让人暴露在病毒的威胁之下。因此，扔垃圾后一定要用水洗手，如果条件不允许，最好用含酒精的免洗手消毒剂将手洗干净。

二、如何正确洗手

世界卫生组织最新的手卫生指南指出，当手部有明显脏污后，应该用肥皂和流动的水洗手，搓手时间不低于20秒；如果手部没有明显脏污，用含70%—80%酒精的免洗手消毒剂搓手10秒，也可保持手部卫生，降低感染疾病的概率。

（一）正确洗手的步骤（图2-6）

（1）湿：在流动水下把手淋湿，包括手腕、手掌和手指。

（2）搓：双手抹肥皂或洗手液，按照七步洗手法（图2-7）搓洗双手的手心、手背、手指、指尖、指甲和手腕，时间至少20秒。

（3）冲：用流动水将双手彻底冲洗干净。

（4）捧：捧水将洗手前触碰到的水龙头上的污染处冲洗干净，或包着擦手纸关闭水龙头。

（5）擦：用擦手纸或一次性纸巾将双手擦干。

（二）洗手的注意点

（1）最好用流动的温水洗手，温水较冷水更有清洁效果。

（2）有条件的用肥皂或洗手液洗手，其效果较单独用清

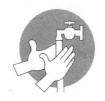

1.湿
在流动水下把手淋湿

2.搓
双手抹肥皂或洗手液，按照
七步洗手法进行揉搓

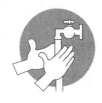

3.冲
用流动水将双手彻
底冲洗干净

4.捧
捧水将洗手前触碰到
的水龙头上的污染处
冲洗干净，或包着擦
手纸关闭水龙头

5.擦
用擦手纸或一次性
纸巾将双手擦干

图2-6　正确洗手的5个步骤

水洗要好，但肥皂要合理放置，要保持清洁与干燥，防止被病毒污染；如果没有肥皂或洗手液，应在流动水下洗得尽量久一点。

（3）搓手时间不少于20秒，这样才能有效清洁双手。

（4）洗手后，要用擦手纸或一次性纸巾将双手擦干，避免造成二次污染。建议不要使用公用毛巾，因为公用毛巾很容易潜藏病毒。

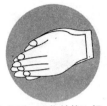

1.掌心相对，手指并拢，相互揉搓（内）

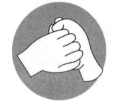

2.手心对手背沿指缝相互揉搓，交换进行（外）

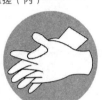

3.掌心相对，双手交叉沿指缝相互揉搓（夹）

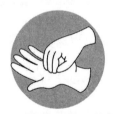

4.弯曲各手指关节在另一手掌心旋转揉搓，交换进行（弓）

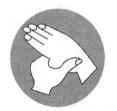

5.一手握住另一手大拇指旋转揉搓，交换进行（大）

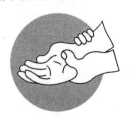

6.将五个手指尖并拢，放在另一手掌心旋转揉搓，交换进行（立）

7.将掌心与手腕搓擦，交换进行

图2-7　七步洗手法

（5）疫情期间，建议去除手部首饰、剪短指甲，便于手部彻底清洁。

（三）出门在外时的手消毒方法

出门在外时，身边很可能没有洗手设施，建议随身携带有效的快速手部消毒剂，以备随时进行手消毒，避免感染。为了预防新型冠状病毒肺炎，含醇类（75%—85%酒精）、含氯类（有效氯370 mg/L）的快速手消毒剂为首选，注意查看浓度。具体的手消毒方法如下：

（1）用手背按压手消毒剂，取适量（1—3 mL）于掌心，均匀涂抹双手。

（2）按照七步洗手法进行揉搓，稍加用力，每一步不少于5次，揉搓时间不少于20秒。

（3）重点清洗指甲、指尖、指甲缝、指关节等，揉搓至手部干燥。

（4）注意：含醇类与含氯类消毒剂易挥发，开启后使用期限为1个月。

（马　英）

第7章

人与人之间应该隔多远

呼吸道传染病多通过近距离飞沫传播，而新型冠状病毒肺炎的主要症状之一是咳嗽。

在患者或病毒携带者呼吸、打喷嚏、咳嗽时，病原体依托飞沫经口、鼻排入环境，大的飞沫迅速降落到地面上，小的飞沫在空气中短暂停留后聚集于传染源周围的一定范围内，在这一范围内的人容易被病原体感染。因此，在呼吸道传染病高发的季节，人员密集且相对封闭的场所是感染呼吸道传染病的高危场所。

地铁是现代城市中必不可少的一种交通工具，因便捷、准时、环保，成为上班族、游客等出行的首选。但是，地铁车厢中人群密度较高，尤其是绝对拥挤的上下班高峰期间，无法保持安全距离是毫无疑问的，这就使得地铁成为感染呼吸道传染病的高危场所。除了地铁，还有其他许多相对封闭且人员相对复杂、集中的类似交通工具及场所，如公交车、火车站、超市、商场等，在这些地方，人与人之间的距离会不由自主地拉近。

那么，人与人之间隔多远才是相对安全的，普通人又该怎样判断呢？

一般情况下，只有与传染源近距离接触才可能实现飞沫传播，而距离传染源1米以外是相对安全的，距离2米以上是绝对安全的（图2-8）。因为在没有外部条件（如风力）的帮助下，飞沫喷射到2米以外的可能性几乎为0。大家可能对1米或2米的概念比较模糊，其实我们可以参照日常生活中的物品来判断。例如，一般老式八仙桌的四边长度在0.9米以上，净高在0.8米左右；银行柜台前设置的一般是1米线；家里的床宽一般

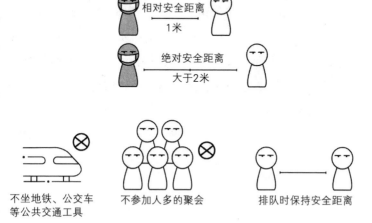

图2-8　人与人之间应该保持安全距离

是1.5米或1.8米；双臂展开的宽度一般等于自己的身高等。这样联系起来，1米或2米的概念就会清晰很多。

如果大家还担心距离这个问题，那么再来看一组数据。有调查结果显示，一般在工作场合中，大多数人采用社交距离交流，通常社交距离为1.2—3.6米，这个距离是交往礼节中比较正式的距离。私人距离是0.45—1.2米，这个距离是伸手可以触碰到对方的手，但一般不会触碰到对方身体的距离，讨论个人问题时较多采用此距离，普通朋友交谈时也大都采用此距离。亲密距离在0.45米以内，情侣之间、父母与子女之间或知心朋友之间较多采用此距离。现在总该放心了吧，想要近距离接触其实也没那么容易。

基于新型冠状病毒肺炎疫情，大家还是与他人保持安全距离吧，哪怕是热恋中的情侣也不能例外。要知道，健康永远是第一位的，要为自己和他人的健康负责。请尽量少去容易感染呼吸道传染病的高危场所，如无法避免，必须规范戴口罩，为了自己，也为了他人。健康中国需要我们每个人的配合及努力！

（唐春芳）

第8章

咳嗽或打喷嚏时要注意什么

咳嗽或打喷嚏是呼吸道疾病最常见的症状，属于人体的保护性措施，能保护呼吸道的清洁和通畅。但传染病患者在咳嗽、打喷嚏时，其体内的病毒和细菌会随口、鼻的分泌物等扩散到周围环境中。

打喷嚏产生的飞沫有以下特性：速度快，约达160千米/小时；辐射范围广，可达2—8米；病毒多，一个喷嚏中包含1万—2万个飞沫，里面的病毒和细菌数可达十多万个；时间长，可以在空中悬浮十几小时。

新型冠状病毒肺炎的主要传染源是新型冠状病毒感染的患者，包括无症状感染者与潜伏期感染者；主要传播方式是经呼吸道飞沫传播、接触传播（包括手污染导致的自我接种）。

（1）经呼吸道飞沫传播：患者咳嗽、打喷嚏、说话产生的飞沫及呼出气体被近距离接触者直接吸入，从而导致感染。

（2）接触传播：带病毒的飞沫沉积在物体表面，手接触带病毒的物体表面后再接触口、鼻、眼等的黏膜组织，从而导致感染。

因此，在防控新型冠状病毒肺炎疫情期间，出门一定要戴口罩。

一、遵守"咳嗽礼仪"，增强对呼吸道传染病的防控意识

2003年"非典型肺炎"期间，发生过这样一件事情。2003年2月21日，中山大学附属第二医院的刘教授住进了香港京华国际酒店。从广州出发的时候，他就感到全身不舒服，发热、干咳、胸闷、憋喘，他以为自己得的是普通感冒。当刘教授乘坐酒店电梯时，电梯里还有1位美国人、1位加拿大人、1位新加坡人和几位香港居民。当时，谁也没有想到这位刘教授已经染上了"非典型肺炎"。电梯里的空间很小，大家挤在一起，身子挨着身子。仅仅十几秒，电梯里的这一小会儿却成了后来引起全世界关注的"电梯事件"。

2003年2月26日，与刘教授同乘电梯的那位美国人乘飞机到越南的首都河内后，因发热住进一家医院进行治疗。在其住院期间，对他进行治疗、护理的约20位医务人员也一个接一个地病倒了，有的还不幸去世了。最严重的是同乘电梯的那位新加坡人。几天后，他也出现了发热、咳嗽等症状，待3月1日他回到新加坡后，便成为新加坡的第一位"非典型肺炎"患

者。"电梯事件"中的一位香港人也被传染了"非典型肺炎"，住进了香港的一家医院，导致数十名医生、护士和同病房的患者相继出现发热症状。"电梯事件"中的那位加拿大人，也把"非典型肺炎"带到了加拿大的多伦多，造成多伦多也接二连三地出现"非典型肺炎"患者。

电梯环境密闭、空间狭小、通风很差，造成这次疫情的新型冠状病毒的传播方式和"非典型肺炎"的病原体SARS冠状病毒非常相似，并且新型冠状病毒在潜伏期内也有传染性，甚至还有无症状感染者，令我们防不胜防。因此，在日常生活中遵守"咳嗽礼仪"尤为重要。无论健康人还是呼吸道传染病患者，当在电梯、公交车、地铁等相对狭小的密闭空间里咳嗽或打喷嚏时，建议采取保护性措施，即遵守"咳嗽礼仪"（图2-9），这是预防呼吸道传染病的最佳手段之一。当然，在防控新型冠状病毒肺炎疫情期间，请大家尽量减少外出，如果必须外出，请戴好口罩。

使用餐巾纸、手帕等　　来不及时，用"手　　　戴口罩
捂住口、鼻　　　　　肘遮挡法"

图2-9　咳嗽礼仪

二、咳嗽或打喷嚏的注意事项

（一）咳嗽或打喷嚏时

（1）无论是健康人还是患者，咳嗽或打喷嚏时均应使用纸巾、手帕等捂住口、鼻，防止病毒扩散。用来捂口、鼻的纸巾等不能随地乱丢，应丢入垃圾箱内；用来捂口、鼻的手帕要正确清洗，如用清水和普通的肥皂或洗涤剂清洗。

（2）如一时来不及取纸巾、手帕等，可用"手肘遮挡法"，即用手肘处的衣物遮掩口、鼻，同样可以阻挡部分飞沫的喷溅。回家后应及时清洗衣物。

（3）最佳方式是戴口罩，既保护了自己，也保护了他人。

（二）咳嗽或打喷嚏后

咳嗽或打喷嚏后应立即洗手，采用七步洗手法，或用手消毒剂进行手消毒。如无手消毒剂，可用消毒湿巾纸擦拭双手；如无消毒湿巾纸，则避免用手触摸自己的口、鼻、眼及公共物品等，直至洗手之后。不然，手部的病毒和细菌可以通过握手及接触门把手、电梯按键、电脑键盘等方式，传染给他人或停留在上述物体表面。

此外，在与人交谈时应注意保持1米以上距离，不正对他人，说话声音不要过大，避免唾沫四溅。

（三）疫情期间，有咳嗽或打喷嚏等呼吸道症状时

症状较轻的人员，请佩戴口罩并自觉居家隔离观察，不要外出，并与家人保持距离，尽量不要有密切接触。如出现持续发热、咳嗽、呼吸困难等症状，请及时到当地指定的发热门诊就医，就医途中请佩戴口罩，注意与他人保持距离；或拨打120急救电话寻求当地医疗部门的帮助。

（四）不应有的错误做法

咳嗽或打喷嚏时，习惯性地用手捂口、鼻，手未经清洁便与他人进行握手、拥抱等接触。

咳嗽或打喷嚏时，将口、鼻等的分泌物顺手抹在不该抹的物体表面；有痰时，随地吐痰。

从疾病的防控策略角度来看，上面这两种做法是错误的。咳嗽或打喷嚏时，双手或其他部位的皮肤很可能沾染了病毒，如果没有马上洗手或清洁，就有可能将病毒传染给他人。此外，痰渍随处暴露也会增加呼吸道传染病的传播风险。

也许这一次的新型冠状病毒肺炎疫情防控，是我们培养良好卫生习惯的机会。即使在疫情过后，我们也应该在咳嗽或打喷嚏时讲究卫生和礼仪。这是"人人爱我，我爱人人"的利人利己之善举。

（方水芹）

第9章

痰和口、鼻的分泌物该如何处理

一、一般人群

对于一般人群，咳嗽或打喷嚏时要用纸巾捂住口、鼻及包裹咳出的痰或口、鼻的分泌物。用过的纸巾不能随意丢弃，要立即丢入无渗漏的垃圾袋中并扎紧袋口，然后扔进生活干垃圾桶内，见图 2-10。

二、特殊人群

对于到过疫区或接触过确诊病例的高危人群，咳嗽或打喷嚏时也要用纸巾捂住口、鼻及包裹咳出的痰或口、鼻的分泌物，且用过的纸巾要丢入家中带盖的痰盂或其他容器中。如痰较多，可以将咳出的痰直接吐在带盖的痰盂或其他容器中，吐完之后立马盖上盖子。痰用 20000 mg/L 含氯消毒剂（按痰：消毒剂 =1：2 的比例）配制的消毒液浸泡消毒 2 小时后倒入抽水马桶，冲走。盛放痰的容器用5000 mg/L含氯消毒剂浸泡消毒30分钟后清洗干净，见图2-10。

　　用纸巾包裹痰，或用纸巾擦拭口、鼻的分泌物，或处理盛放痰的容器后，一定要注意手卫生，要用洗手液或肥皂和流动水洗手，或用含酒精的免洗手消毒剂进行手消毒。未洗过的手不能触碰家里的任何东西，避免交叉感染。

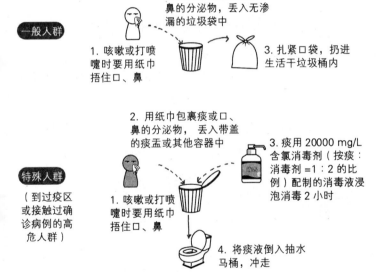

图2-10　痰和口、鼻的分泌物的正确处理方法

（蒋文珍）

第三篇

居家战"疫"

在非重点疫区，被病毒感染的可能性也许只有百万分之一，但被恐慌袭击的概率却趋于百分之百。

面对来势汹汹的疫情，通过减少外出来切断病毒的传播途径，已经成为最有效的抗疫手段之一。普通民众每天一醒来，都会面临铺天盖地的各类新闻，每个人的心理都会受到影响，甚至有一部分人出现了恐慌情绪。如何维持安全的居家环境，如何平和、理智、健康地度过这段在家对抗疫情的日子，是本篇讨论的重点。

第1章

如何居家隔离

目前，对密切接触者采取较为严格的医学观察预防性公共卫生措施是十分必要的，这秉承了对公众健康安全负责的态度，也是国际上通行的做法。这期间原则上是不让外出的，若有特殊情况必须外出，要做好防护措施。为了及时控制疫情，还大家一个安全的环境，请一定配合做好14天的居家隔离。

一、居住环境要求

（一）居住条件

将居家隔离者安置在通风良好的单人房间内，不接受一切探视；其他成员住在不同的房间内，若条件不允许，要和隔离者保持1米以上的距离，分床睡。

（二）活动空间

确保需要共享的空间（如厨房和卫生间）持续通风良好。

处于同一房间时，双方均要规范佩戴医用外科口罩。若口罩潮湿、变脏，要立即更换。同时，做好手卫生工作。

（三）家居环境

每天开窗通风，可用排气扇等进行机械通风，不要使用中央空调；每天用含氯消毒剂清洁家居用品和厨房、卫生间地面，保持家居环境和物品清洁、卫生。

二、保持清洁、卫生

（一）消毒

消毒剂的配制以84消毒液为例，按照84消毒液：水为1：100的比例稀释。用配制好的消毒剂每天擦拭门把手、床头柜、床架和卧室其他家具等的表面进行消毒，浴室和卫生间每天也要至少消毒1次。居家隔离者的衣服、被褥、浴巾和毛巾等可用肥皂清洗，水温为60—90℃。照护者在洗衣服时，可使用一次性手套和围裙做防护，在摘下手套之前和之后均要洗手。

（二）养成良好的卫生习惯

给居家隔离者准备单独的洗漱用具、餐具、食物、床上用品、换洗衣物等，禁止其与家庭成员共用上述物品。保持家居用品、餐具清洁，勤晒衣被。指导居家隔离者不要随地吐痰，要将口、鼻分泌物用纸巾包好并弃置于有盖垃圾桶内;咳嗽或打喷嚏时,要用纸巾或手肘遮住口、鼻,避免用手接触口、鼻、眼。

(三)及时处理垃圾

将居家隔离者使用的手套、纸巾、口罩和其他废弃物集中放在单独的垃圾袋中,扎紧袋口,每天清理,并与其他废弃物分开处理。

(四)保持手卫生

进入居家隔离者居住的房间后、与居家隔离者有直接接触后、备餐前后、饭前后、便前后、触碰到使用过的口罩后或有任何自觉手部不洁的时候,都要对双手进行清洁和消毒。如果手没有明显变脏,可以使用含酒精的湿巾擦拭;如果手明显变脏,要用流动水和肥皂或洗手液清洗,且洗手后要用一次性纸巾擦干。若没有一次性纸巾,可使用专用毛巾,并将毛巾放置于通风干燥处。毛巾变湿后,应立即更换。

三、生活照护

(一)选择合适的照护者

从家庭成员中挑选1名固定的、健康的、无慢性基础疾病的家属照顾患者,其他人尽量不与居家隔离者接触。

（二）健康饮食

做到生熟分开，禽、肉、蛋煮熟；保证营养均衡，多饮水，多吃富含维生素C的水果和新鲜蔬菜；避免购买、接触、食用野生动物。

（三）减少外出

居家隔离者不得外出，居家期间要保持适度运动。家庭成员也要尽量减少外出，不去空气流通差、人群聚集的地方，尽量在家休息，外出时戴好口罩，不触碰公共场所内的物品，勤洗手，保持手卫生。

（四）照护者要作息规律

照护者应保证睡眠充足，增强体质，提高免疫力，不可熬夜或贪睡，不要打破正常作息规律。

四、照护者自我健康监测

（一）保持良好心态

家庭成员要保持良好的心态，不恐慌、不害怕，不给予居家隔离者更多压力和紧张情绪，要给予居家隔离者更多正能量。可通过视频或电话沟通给居家隔离者带去关心与问候，建议其通过听音乐、看书、看电视、听广播等调整好心情，缓解心理压力。

（二）及时汇报、就医

家庭成员若出现急性呼吸道感染症状，包括发热、咳嗽、咽痛和呼吸困难等可疑症状，要尽快报告社区，及时就医。若发现居家隔离者出现呼吸困难（包括活动后加重的胸闷、憋气、气短）、意识有问题（包括嗜睡、说胡话、分不清昼夜等）、腹泻、发热超过39℃等，应停止居家隔离，尽快报告社区并就医。

（顾晨辰，江长缨）

第2章

如何维持清洁、安全的居家环境

疫情期间，打造清洁、安全的居家环境非常重要，这也是普通民众力所能及的事情。随着疫情的发展，网络上各种对抗疫情的方法不断涌现，很多人甚至想出了各种稀奇古怪的招数。如果对这些方法不加分辨、胡乱模仿，只能徒增不必要的烦恼，甚至引起恐慌。正确的居家防疫方式是什么呢？下面来重点介绍一下。

一、做好家庭日常清洁与消毒

（1）给门把手、家具等物品消毒时，请打开窗户，通风换气。消毒前，请戴好口罩、手套等防护用品，并按产品说明书配制消毒剂。用配制好的消毒剂擦拭物品表面，作用时间不短于15分钟，再用清水擦拭以去除残留的消毒剂。地面、墙面等部位一般不需要进行常规消毒，做好清洁工作即可（消毒用品相关内容参见本书第二篇第4章）。

（2）给分体空调设备的过滤网、过滤器以及排风扇等通风设备消毒时，用250—500 mg/L的含氯消毒剂，每周清洗、消毒1次。

（3）给餐（饮）具消毒时，先清除食物残渣，之后煮沸消毒30分钟，或用水蒸气蒸20—30分钟。如用消毒柜消毒，要按使用说明书操作。

（4）给衣物、被褥等织物消毒时，可以将其置于阳光下暴晒4小时以上，暴晒时将衣物摊开，均匀照射。如用衣物消毒剂消毒，要按使用说明书操作。

（5）每次用完牙刷后要及时清洗，并尽量甩干水分。将牙刷头朝上放在漱口杯里，或者放在通风且有阳光的地方，使其干燥，以杀菌。牙刷使用1—2个月后需要更换。使用电动剃须刀后，要将刀头摘下并用清水清洗，或用产品配件中附带的毛刷清洁刀头，待刀头晾干后再安装到剃须刀上。

（6）给手机、鼠标、键盘、文具等消毒时，可用75%酒精或消毒湿巾擦拭。给玩具消毒时，可用75%酒精或消毒湿纸擦拭，或用100—250 mg/L的含氯消毒剂浸泡消毒10分钟后，立即用清水将消毒剂残留洗净。

（7）使用马桶后要及时冲水，卫生间要保持干燥，家庭用的抹布要"专布专用"。

如果家中没有外人到访，也没有居家隔离的疑似症状者，无须每天消毒，也不要滥用消毒剂。如果曾乘坐公交车、地铁、出租车等，特别是刚从医院等人群密集的地方回来后，应对衣物进行清洗、消毒。鞋子的清洁参见本书第三篇第6章。

另外，还要提醒一下：

（1）不要用蒸醋的方式给房间杀菌。食用醋中的醋酸含量一般较低，远不能达到杀菌、消毒的作用。

（2）不要在室内大范围喷洒酒精消毒。浓度为75%的酒精燃点很低，有火灾隐患。室内使用时，应注意酒精的喷洒量，尽量用擦拭的方式，并避免洒漏。

（3）调高室温或洗热水澡不能杀病毒。虽然病毒对热敏感，但新型冠状病毒要在56℃下保持30分钟才能灭活。把室温调高（25℃左右）、洗热水澡（40℃以上），根本不能灭活新型冠状病毒。

二、合理通风

开窗是给室内换新鲜空气，能起到稀释房间内病毒的作用。越是密不透风，越容易感染！（图3-1）

目前证据显示，新型冠状病毒主要通过呼吸道飞沫传播和接触传播，而飞沫传播距离很短，且飞

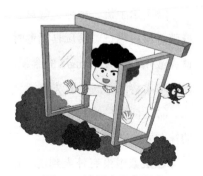

图3-1　请适当开窗通风

沫不会在空气中长期漂浮。从这个角度来说，在日常通风环境中，空气中一般不会有新型冠状病毒。所以，预防新型冠状病毒肺炎一定要保持良好的卫生习惯，适当开窗通风。

可每天开窗通风2—3次，每次30分钟以上。开窗通风时，一定要注意室内外的温差，注意保暖，防止感冒。

三、讲究个人卫生

新型冠状病毒主要通过呼吸道飞沫传播和接触传播，所以良好的个人卫生习惯显得尤为重要。请根据本书第二篇第6章的相关内容认真洗手，特别是在备餐前后、饭前后、便前后、外出回家后，以及咳嗽、打喷嚏后。

勤洗澡，勤换衣物，经常晾晒外套、被褥。从人群密集的地方回家后，最好换下衣物，立即洗澡，不给病毒留下传播的机会。

平时要养成良好的生活方式和卫生习惯，饮食尽量采取分食制，家庭成员的碗筷应分开，做到一人一碗一筷一调羹。水杯、牙刷、毛巾、剃须刀等做到专人专用，不能一家人混用。

（蒋文珍，赵纯红）

第3章

如何安排一日三餐

虽然疫情形势严峻，但我们还是应该放松心情，保持平常心态，在饮食上注意荤素搭配、合理安排，这样才能增强抵抗病毒的能力。建议按照《中国居民膳食指南》进行食物搭配，注意保持合理的饮食结构，保证营养均衡。注意食物的多样性，粗细搭配、荤素适当，多吃新鲜水果、蔬菜，补充维生素与纤维素，多饮水。

不要听信偏方和食疗可以治疗新型冠状病毒感染的说法。如发现可疑症状，应做好防护，并前往正规医院就医。

一、日常居家要遵守的饮食原则

（一）"三不要"

（1）不要食用已经患病的动物及其制品。

（2）不要食用野生动物和现杀的活禽、活畜。

（3）不要吃辛辣、高脂肪和难消化的食物。

（二）"三要"

（1）要从正规渠道购买冰鲜禽肉。

（2）要坚持养成安全的饮食习惯，食用肉类和蛋类时要煮熟、煮透。

（3）要补充维生素，多吃水果和蔬菜。

（三）"三注意"

（1）处理生食和熟食的切菜板及刀具要分开。处理生食和熟食之前都要洗手。

（2）即使在发生疫情的地区，如果在食物制备过程中已将肉类妥善处理后彻底烹饪至熟透，也可以安全食用肉类。

（3）一定要多喝温水，促进机体的新陈代谢。注意休息，劳逸结合。

二、如何处理外卖

如果迫不得已一定要点外卖，请选择正规的店家，这样才能保证食物的安全。如果担心外卖员带来呼吸道飞沫传播和接触传播的风险，可以让外卖员将外卖放在门口，待其走后再将外卖拿进屋。这样减少了双方的接触，对双方都安全。拿到外卖后，及时弃去外包装，洗手后再食用。

（赵纯红）

第4章

如何在家进行健康监测

待在家里不去医院，不等于对自己的健康就没有要求。恰恰相反，这时候更需要做好自我评估。

一、与新型冠状病毒相关的自我健康评估方式和处理方式

（1）近14天内存在有病例报告社区的旅行史或居住史。

（2）近14天内与新型冠状病毒感染的患者或无症状感染者有接触史；

（3）近14天内曾接触过来自有病例报告社区的发热或有呼吸道症状的患者；

（4）聚集性发病（14天内在小范围如家庭、学校班级、办公室等场所，出现2例及以上发热和（或）有呼吸道症状的病例）。

凡符合上述1项条件者，请佩戴医用外科口罩或N95口

罩，做好防护措施，并尽快到所在村或社区进行登记；凡平素身体健康、无基础疾病、较年轻且家庭环境适宜的，经医生建议，从离开疾病流行地区的时间起，连续14天进行自我健康监测；从与确诊、疑似患者接触的最后一天起，居家隔离观察14天。在家中隔离观察期间，需与医护人员保持联系。

无上述情况的居民，在新型冠状病毒肺炎流行期间，主动评估自己与家人是否有发热等不适症状，可进行居家体温监测。

二、居家健康监测的用具准备

居家置备体温计（此处以水银温度计为例，专人专用）、有秒针的表（或手机）、笔记本、笔、药店购置的消毒用酒精棉球（或棉片）、口罩、手消毒剂、84消毒液等。

三、居家健康监测——测量体温

（一）测量频次

早晚各1次（家人也要测），连续14天，必要时增加测量次数，将数值记录在笔记本上。

（二）测量体温的事前准备

测量体温前30分钟避免进食、喝冷（热）水、冷（热）敷、洗澡、灌肠及剧烈运动等，避免影响测量结果的准确性。洗手后，轻拿轻放体温计，将数值甩至35℃以下，以免测量结果有误。打开灯或拉开窗帘，使室内光线充足。

（三）测口温

将汞槽端斜置于舌根处，紧闭口唇含住体温计，用鼻呼吸，测量3分钟即可。测量时勿用牙咬体温计，勿说话，防止体温计滑落或被咬断。若不慎咬破体温计，首先应立即清除玻璃碎渣，以免损伤口腔及消化道黏膜，再口服蛋清或牛奶，保护消化道黏膜并延缓汞的吸收。条件允许的话，可进食粗纤维食物，加速汞的排出。

（四）测腋温

将汞槽端置于腋下，紧贴皮肤，屈臂过胸，夹紧体温计，测量5—10分钟。如有操作不便者，可协助其夹紧上臂。测量时，腋下要保持干燥。若腋下有汗，则易于散热，影响体温的准确性，可用干毛巾轻轻擦干后再测量。

（五）读取体温计数值

用纸巾擦去测口温用体温计上的唾沫或测腋温用体温计上的污迹，便于清楚地读取数值。一手拿住水银体温计的尾部，即远离水银柱的一端，使眼睛与体温计保持在同一水平线上，然后慢慢转动体温计，从正面看到很粗的水银柱（中间银色那根线）后，就可以读取数值了。

（六）体温正常范围

口温 36.3—37.2℃，腋温 36.0—37.0℃。

（七）体温计消毒

体温计使用完毕后，用酒精棉球（或棉片）擦拭干净。捏紧体温计前端，以手臂带动手腕，用力向下甩至数值降至 35℃以下，注意避开墙壁、桌子等硬物，以防体温计被碰碎。将体温计放置妥当，以备后用。

四、症状处理

居家健康监测过程中若出现一些轻微症状，莫慌张，可在线咨询相关医学人员。日常做好手卫生等防护工作，保证饮食清淡、营养，多饮水，坚持适度运动，保证居家环境定时消毒、通风，继续观察，直至 14 天观察期结束。

居家期间若出现发热、咳嗽、咽痛、胸闷、呼吸困难、轻度纳差、乏力、精神稍差、恶心、呕吐、腹泻、头痛、心慌、结膜充血、轻度四肢或腰背部肌肉酸痛等可疑症状，应停止居家健康监测，与家庭成员一起做好防护措施后，及时到定点发热门诊就医。尽量避免乘坐公共交通工具，可以自行开车前往，并打开车窗通风。

（江长缨，顾晨辰）

第5章

如何高效、安全地买菜

疫情期间，如何做到既保证食物新鲜又尽量减少出门次数？可一次购买2—3天的食物，存放于冰箱中待用。耐放食物如鸡蛋、土豆等可适当多买一些，但是不建议购买超过1周的食物量，以防止因食物变质而影响身体健康。

一、出门买菜前的准备（图3-2）

（一）戴口罩

出门前一定要戴上口罩。若有条件，可选择戴N95口罩、医用外科口罩或者普通医用口罩。若无条件，戴普通口罩亦可。

（二）衣物尽量轻便、易清洗

对于一般的外出，不需要穿防护服，但是外出衣物尽量选择轻便、易清洗的，也可以选择冲锋衣等防水衣物。若外出遇衣物被污染的情况，这类衣物便于随时擦洗。回家后，这类衣物也便于清洗、消毒。

（三）适当手部消毒

去农贸市场要带瓶洗手液吗？其实不需要这么紧张。如果实在不放心，可以购买免洗手消毒剂，也可以将75%酒精装在小喷瓶里，需要时拿出来喷在手上消毒（新型冠状病毒对酒精敏感）。

（四）步行或自驾

外出买菜时，尽量选择步行或私家车出行，尽可能避免乘坐公共交通工具。建议在家门口附近的农贸市场采买。

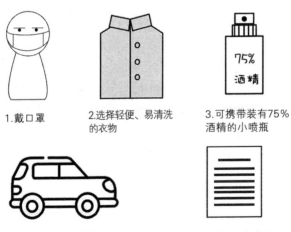

1.戴口罩　　2.选择轻便、易清洗的衣物　　3.可携带装有75%酒精的小喷瓶

4.步行或私家车出行，避免公共交通出行　　5.列好一个清单

图3-2　出门买菜前的准备

（五）列好清单

出门买菜前，先列好一个清单，并预先想一下需要的菜品及菜品所在的摊位。到达农贸市场后，要直奔目的地，切勿左顾右盼、闲话家常。

二、买菜时要注意什么

到农贸市场后，尽量不碰或少碰市场里的蔬菜、肉制品等。如确实需要，可用普通塑料袋或保鲜袋包住手部，作避污隔离。不在有活禽交易的摊位前逗留，减少和活禽的接触。坚决不买野生动物及其制品。

三、买菜回家后要注意什么

回家后要及时脱下外套，并将外套悬挂于通风处晾晒或及时清洗。如需清洗，可使用滚筒式洗衣机的热水洗功能（新型冠状病毒对56℃以上温度敏感）。用流动水和洗手液或肥皂洗手。

（徐丹红，范恩芳）

第6章

如何处理外出后的鞋子

室内空气中的微生物的存在主要是由室内外的各种污染造成的，如室外空气中的微生物会随气流进入室内，人体衣物表面、鞋底泥土和呼吸道会散播微生物。当室内存在适宜微生物繁殖的条件时，还会加重微生物污染。

当我们在口、鼻无遮掩的情况下打喷嚏、咳嗽、唱歌、说话时，经由口、鼻喷出飞沫，附在飞沫上的病毒，或附在因飞沫水分蒸发而形成的飞沫核上的病毒会迅速分散至空气中，且长时间漂浮于空气中。

鞋底每天与地面紧密接触，同时又因跟随我们走亲访友、日常活动而至农贸市场、超市、商场、医院等人员密集的场所，所以有非常强的流动性。待回家后，如果不注意防范，那么鞋底势必会成为一种可怕的"隐形"污染源，充当扩散或传播疾病的"隐形"媒介。

因此，为了防范新型冠状病毒肺炎，我们要知道怎样正确处理外出后的鞋子。

一、一进家门就要换鞋子

在我们接触的环境中，尤以医院中的病原微生物最密集。医院地面上吸附着相对较多的病原微生物和带菌尘埃，污染明显。很多研究显示，在医院行走过的鞋底载有大量致病性微生物，这些致病性微生物可通过间接或直接传播的方式导致病原微生物在人体定植。而在普通场所中，地面上也可能存在着大量的猫、犬、禽类的各类分泌物、排泄物等，它们会随着鞋底进入住家室内，给人体健康带来隐患。因此，在新型冠状病毒肺炎疫情严峻阶段，一进家门就换鞋是一项尤为重要的防控措施。

二、鞋底、入户地毯、鞋柜要定期清洗、晾晒并消毒

在室外走一圈后，鞋底肯定沾染上了许多病菌。美国亚利桑那州立大学的一项研究发现，鞋底携带的病菌多达6600万个。入户地毯是静止的、铺在地面上的，其毯上的长毛纤维可除去鞋底的各类微生物、粉尘，如果使用时间过长，入户地毯就会变成家中的污染物。而鞋柜作为储存鞋子的场所，一般密不透风且其内的鞋子密度较高，非常容易滋生病菌，故鞋柜是另一个容易藏污纳垢的地方。因此，鞋底、入户地毯和鞋柜要

定期清洗并消毒。

三、具体防护措施

由此可见，讲究鞋底卫生、减少鞋底污染是新型冠状病毒肺炎居家防护中非常重要的一个环节。具体防护措施如下：

（1）尽量减少外出的次数。疫情期间若非必要，少去甚至不去人员聚集的公共场所，尤其是各类医院。

（2）在外不可随地吐痰。打喷嚏或咳嗽时务必戴好口罩，或以纸巾遮住口、鼻，保证分泌物不落地。

（3）将鞋柜中的居家鞋与外出鞋按清洁区与污染区进行划分，不要混放。

（4）进门后第一件事是将外出鞋更换成居家鞋，且不要急着将更换下来的外出鞋放进鞋柜中，对外出鞋进行初步的清洁、消毒后再将其放进鞋柜中。

（5）去过医院等高危场所后，用在家中配制的250—500 mg/L的含氯消毒剂对鞋面与鞋底进行消毒。常用的84消毒液含5%的有效氯，按照84消毒液：水为1：100的比例稀释后，即可得到500 mg/L的含氯消毒剂。75%酒精则可以直接使用。

（6）定期清洗鞋子，清洗时最好戴手套。病毒传播期间，用消毒剂浸泡鞋子进行消毒，先刷洗鞋内里及鞋面，后刷洗鞋底，刷洗完鞋底的刷子不可再刷洗鞋面与鞋内里。

（7）入户地毯也需定期清洗，一般每月清洗1次，可同时准备两块入户地毯，替换使用。在病毒传播期间，用消毒剂浸泡入户地毯后再清洗，待其自然晾干后方可投入使用。

（8）鞋柜的门把手可以定期用250—500 mg/L的含氯消毒剂进行擦拭，待消毒剂在门把手上停留15—30分钟后，再用清水洗净门把手并擦干，每周至少消毒1—2次。鞋柜内也要定期进行擦洗、消毒。

（9）对外出鞋进行消毒后，要按照规范的洗手方法将双手洗净并擦干。

（周　洁，马　英）

第7章

如何保持平稳心情

在疫情面前，多数人会出现紧张不安甚至恐慌的情绪，而过度的反应又会进一步影响个体对事情的判断，继而可能导致各种身心疾病。作为普通民众，应该如何调整自己和家人的心理状态，正确面对疫情呢？根据不同人群的特点，在此给出相关建议：

一、如果你在家办公待命

职场人士以中青年为主，除了要照顾家里的老人和孩子，还要考虑自己的工作和业绩。面对疫情的持续发展，一般人都会恐慌。日积月累的压力如果得不到及时、妥善的排解，会给身心带来伤害。

职场人士可以从以下几个方面注意调整：

（一）身宅心不宅，身体动起来

运动能够有效改善负面情绪，缓解焦虑、抑郁等情绪。可以利用家里现成的资源，结合各种运动App，做一些健身运动。

（二）我的情绪我做主

可以借助一些情绪评估工具和软件，及时了解自己的情绪状态和变化。如果出现焦虑、不安等情绪，可以通过正念冥想、瑜伽等帮助自己调节情绪。

（三）锁定频道，稳人心

电视、微信、微博等各种媒体均在报道疫情相关内容，许多人的心情也会随数字的变化而起起落落。为了稳定情绪，可以仅关注几个官方频道，每天在固定时间浏览一下疫情信息，避免心情随疫情起伏。

二、如果家里有学龄前儿童

学龄前儿童以3—5岁儿童为主。这个年龄阶段的儿童活泼好动，缺乏自我保护意识。因此，对于学龄前儿童，家长主要以陪"玩"为主。在玩耍过程中，主要关注以下几个方面：

（一）了解病毒知识

通过通俗易懂的卡通、漫画等辅助材料，帮助儿童了解新型冠状病毒及其对身体健康的影响。

（二）普及卫生常识，培养良好的卫生习惯

例如，帮助儿童学会正确的七步洗手法，以及在疫情面前保护好自己的方法。帮助儿童做好自我防护，避免感染。

（三）合理游戏，益智健体

开展一些亲子游戏，如创造性游戏、活动性游戏等，在轻松的环境中培养孩子的综合能力。

三、如果家里有学龄儿童

学龄儿童以6—11岁儿童为主。这个年龄阶段的孩子对新鲜事物好奇，容易被周围环境和情绪影响。因此，对于学龄儿童，要以合适的方式帮助他们了解病毒知识，并向他们普及相关卫生常识。同时，家长也要注意观察儿童的情绪变化，避免其受到周围情绪的影响。家长可帮助儿童维持正常的生活规律，和儿童一起开展一些适合儿童年龄的游戏和健身活动。

四、如果家里有中学生

初中生和高中生精力充沛，同时又面临着严重的课业压力。在疫情期间，中学生需要合理安排时间，做到"放假不放学，成功挑战家里蹲"。

（一）客观认识疫情，照顾自己情绪

一方面，要了解目前疫情的发展情况，做好自我防护。另一方面，也要避免恐慌，认识并接受自己的情绪反应。

（二）合理规划时间，做到劳逸结合

可以使用"SMART"原则合理安排时间，做到运动、学习两不误，培养自律能力。在"SMART"原则中，S即specific，指目标的具体性；M即measurable，指目标的可衡量性；A即attainable，指目标必须是可以达到的；R即relevant，指目标之间的相关性；T即time limited，指时间限制。

（三）兴趣的翅膀带着飞，莫被手机牵着走

尽量保持原来的生活节奏，培养积极的兴趣爱好。同时，合理使用手机，控制游戏和上网时间，避免生活节奏被手机掌控。

五、如果家里有大学生

大学生具备一定的自律性，相对来说能够较好地照顾自己。在疫情面前，大学生主要从以下几点注意身心健康，正确应对疫情。

（一）做家庭中的好榜样

以身作则，向家中长辈和小朋友普及卫生常识，告知勤洗

手、不外出的重要性，并给予父母温暖的陪伴。

（二）停课不停学

适应新学期的特殊"打开方式"，利用好假期时间，依托丰富的网络教学资源，以更积极的姿态投入学习，培养自己的自律能力。

（三）了解自我情绪，学习放松技巧

利用网络资源，评估并掌握自己的情绪变化。在焦虑、紧张的情况下，可以用运动、冥想等技巧来放松身心。必要时，可积极向心理老师或相关机构求助。

六、如果家里有老年人

老年人以60岁以上人群为主。在疫情面前，老年人的主要情绪反应有紧张、焦虑、疑病等，主要表现为记忆力、注意力下降，一些性格内向、敏感的老年人甚至会将身体的微妙变化和疫情联系起来。因此，对于老年人，应主要关注以下两个方面：

（一）保持正常、规律的生活作息，将原来的户外运动改为室内运动

根据身体情况，可以选择打太极拳、下棋、练习书法等室内活动。

（二）保持适度紧张，识别异常心理问题

随着时间延长，部分老年人可能会出现恐慌、头痛、手脚麻木、失眠的情况，甚至出现抑郁等负面情绪。如果没有对生活造成明显影响，这一问题可以通过家属的开导和关心解决。但是，如果情绪障碍严重到影响了日常生活，那就需要专业人士的帮助了。老年人不擅长情绪自查及表达，因此，需要家属给予关心（或电话问候），以便及时了解其情绪变化。

七、如果你正处于隔离状态

住院和居家隔离者相对于普通大众来说，会面临更多的压力。这些压力一方面来自对疾病的恐惧，担心自己真的感染了新型冠状病毒肺炎，另一方面可能来自外界的一些不理解，甚至歧视。因此，住院和居家隔离者除了要评估症状表现，还要评估心理健康状况。对住院和居家隔离者的自助建议包括：

（一）正确认识隔离的目的

隔离是为了便于医务人员对确诊和疑似患者进行观察，以明确病症，为患者和家人的健康保驾护航。

（二）识别情绪和躯体反应

识别在特定环境中的情绪反应和躯体反应，包括焦虑、抑郁、疑病、失眠，以及由焦虑情绪导致的躯体不适，例如胸

闷、心悸、头晕等。

（三）积极应对当前环境

接纳当前的负面情绪，积极关注正面信息，合理安排时间，保持规律生活，做一些自己能够把握的事情，例如读书、锻炼、冥想练习等，通过这些方式来缓解焦虑、不安的情绪，以配合医务人员完成隔离期间的检查和评估。

（杜　江）

第8章

如何照顾好老年人

新型冠状病毒肺炎病例涵盖全年龄段，但老年人因免疫功能减弱且多有慢性基础疾病，是感染性疾病的高危人群，而且老年人感染后病情较重，目前死亡患者多为老年人和合并基础疾病者。

因此，必须提高老年人对新型冠状病毒肺炎的认识，且做好重点防护。防护措施如下：

一、加强观测

由于老年人身体衰弱，适应环境的能力差，特别是对环境温度的调控能力差，易因受凉诱发呼吸道传染病，而且老年人机体应答减弱，多潜在发病，部分临床表现不典型，因此，居家护理时，需要对有疾病接触史的老年人群提高警惕，必要时进行更严格的筛查。此外，老年人的排痰能力下降，有时需要辅助排痰。在辅助老年人排痰时，严格遵守辅助排痰操作流程可保护操作者及操作对象，减少感染的发生。

二、做好室内清洁工作

可用含氯消毒剂擦拭桌面、地面等，但对含氯消毒剂过敏者或因含氯消毒剂而产生呼吸道刺激症状者要慎用。

三、平衡饮食

多吃蔬菜、水果，多喝水，每天摄入一定量的高蛋白食物以及维生素、矿物质等。注意食物的多样性，粗细搭配，杜绝食用野生动物。不要听信偏方和食疗可以治疗新型冠状病毒感染的说法。同时，要让老年人知道，千万别因为舍不得丢弃而进食腐烂、过期的食物，食物要烹制熟透后再吃。对于进食困难的老年人，可遵从营养师的建议，鼻饲进食，必要时可进行肠外营养支持治疗。对于所有的老年人来说，进食过程中都应避免因误吸而导致吸入性肺炎的发生。

四、注意陪护的健康

老年人的饮食起居往往由陪护协助完成，为了避免接触传染源，也要密切监控老年人陪护的健康，并帮助其达到个人和周边清洁、卫生。若有问题，及时就医。

五、注意老年人个人卫生

要提醒老年人在饭前后、便前后、外出回家后、接触垃圾后、抚触动物后记得洗手，揉搓时间不少于20秒。前往农贸市场购物时，要佩戴口罩，避免接触野生动物，不要屠宰活禽、活畜，不要食用野生动物和现杀的活禽、活畜。

六、适当锻炼

保持良好的心态，增强体质，提升自身免疫力。

七、注意控制基础疾病

对有基础疾病的老年人来说，一旦发生感染，病情非常容易加重。所以这类老年人要注意按时服药，继续治疗基础疾病。长期居家且身体比较弱的老年人，应避免被探望。

八、不走亲访友，不去人群聚集的地方，尽量不接待朋友

如要外出，须戴好口罩，进家门后要脱外套、洗手。尽量避免去人群密集的公共场所，减少与患者接触的机会。如必须前往公共场所，要选择合适的口罩并正确佩戴，以降低接触病原体的风险。打喷嚏或咳嗽时，要用纸巾或手肘掩住口、鼻，避免手在接触公共物品或设施后直接接触面部或眼睛。有条件

时，要用流动水和洗手液或肥皂洗手，也可以用免洗手消毒剂清洁双手。

最后要说的是，老年人退休后活动范围减小，活动中心改变，加之感觉、运动、认知等生理变化的影响，心理特征也发生改变，表现为安全感下降、适应能力减退，容易出现更强烈的焦虑、抑郁等情绪，有时候也会因比较固执而难以说服，甚至难以配合治疗。因此，在照护老年人时，要有针对性地使用老年人可以接受的交流方式，鼓励老年人发挥自己的作用，帮助他们感受家庭及社会的关怀与认同，减少焦虑、抑郁等的发生，保持健康的心理状态，促使其积极配合治疗。

（倪春梅，吴　芳）

第9章

如何照顾好孩子

新型冠状病毒肺炎儿童病例虽然不多，但孩子仍是需要保护的重点人群。可做好以下防护措施：

一、家庭观察

如果家有新生儿，那一定要注意监测新生儿的体温。新生儿一般不会发热，所以要充分重视新生儿出现的发热症状。照护者应该学会测量宝宝的耳温。当宝宝发热时，不建议居家观察，要立刻到儿科医院就医。每天早晚各测体温1次，将体温记录下来，并记录喂养及呼吸情况。若宝宝出现发热或吃奶差、气促等症状，也应该立即到新型冠状病毒感染防控定点医院就医。

二、根据孩子的年龄选择口罩

1岁以下儿童不建议戴口罩，1岁以上儿童外出时应佩戴口罩。大人要及时检查儿童戴口罩时呼吸是否顺畅。市面上有按年龄划分的1—3岁和4岁以上适用两种口罩，可以根据年龄选择合适的口罩。

三、做好消毒工作

奶瓶、奶嘴等耐高温的物品，可以浸没在煮沸的汤锅中煮30分钟或用水蒸气蒸5分钟消毒；不耐热的玩具等物品，可以用酒精棉球擦拭玩具表面消毒；衣物或毛绒玩具，可以用加有一定消毒剂的水来清洗、消毒。

四、督促孩子勤洗手

孩子洗手的时间最好达到30秒。通常，用流动水和洗手液或肥皂洗手15秒，可以带走手上90%的病菌；持续洗手30秒，可以将手上99.9%的病菌带走。想做到有效的手部清洁，需要遵循12个字：勤洗手、半分钟、流动水、要擦干。挑选儿童免洗手消毒剂时，要确保免洗手消毒剂的酒精含量超过60%。酒精含量在70%—80%的，消毒效果更佳。使用免洗手消毒剂时，要用双手揉搓消毒剂至手部呈干燥的状态，大约20秒，指缝、指尖也要充分覆盖。对于使用过免洗手消毒剂的孩子，大人要看护其不要吃手、揉眼睛，以免酒精中毒。

五、少出门

少出门比什么都好，如果必须出门，尽量打车或自驾，少乘公共交通工具。如果路程近，步行是最佳选择。大人和孩子都要戴好口罩，并保证及时更换口罩，不要用手触摸口罩外部，以免病菌转移到手上。

六、避免近距离接触

不要亲吻孩子，不要对着孩子咳嗽、打喷嚏、呼气。叮嘱亲朋好友避免近距离接触儿童尤其是婴幼儿，避免亲吻、逗乐等。

七、注意与感染者隔离

若妈妈不幸受到新型冠状病毒感染，一般建议新生儿隔离14天。任何有可疑接触史或临床症状相似的家庭成员，都应避免接触照护者和新生儿，以免间接或直接传递病毒。

由于目前不确定乳汁中是否存在病毒，所以在妈妈受感染或疑似感染期间是不建议进行母乳喂养的。待隔离治疗的妈妈治愈后，可考虑进行母乳喂养。在母婴分离期间，妈妈应该定时挤出乳汁，保持泌乳，直至排除感染可能或治愈后才可进行母乳喂养。

（倪春梅，吴　芳）

第10章

如何照顾好孕妇

新型冠状病毒肺炎是一种新发疾病，妊娠中晚期的孕妇一旦感染，易发展为重症，不仅影响自身健康，还会危及胎儿。因此，在疫情高发期间，孕妇一定要做好重点防护，避免感染。

一、孕妇居家预防要点

（1）保持居室空气清新，温度适宜，适时开窗。

（2）毛巾、餐具等生活用品单独使用，避免交叉感染。

（3）随时保持手卫生。饭、便前后，用流动水和洗手液或肥皂洗手，或使用免洗手消毒剂洗手。不确定手部是否清洁时，避免用手接触口、鼻，打喷嚏或咳嗽时要用纸巾遮住口、鼻。

（4）保持营养均衡，清淡饮食，避免过度饮食，要控制好体重。

（5）避免亲朋好友的探视，避免与呼吸道感染者及2周内去过疫情高发地区的人群接触。

（6）生活规律，睡眠充足，多饮水，适当运动，保持良好心态，增强自身抵抗力。

二、孕妇如何进行自我健康监测和管理

（1）要做好自我健康监测，定期测量体温、体重等，定期监测胎动。

（2）疫情高发期间，孕妇如无特殊情况，可与医师协商延后产检时间，自行居家监测胎儿情况。必须产检时，应提前预约，做好防护措施，尽量缩短就医时间。

（3）孕妇出现鼻塞、咽部不适等轻症时，如果14天内不存在有病例报告社区的旅行史、居住史，或没有与新型冠状病毒肺炎患者密切接触过，无发热症状，可居家观察，充分休息，每天监测体温并自行观察症状轻重变化。

（4）如果孕妇14天内存在有病例报告社区的旅行史、居住史，或与新型冠状病毒肺炎患者密切接触过，要根据要求接受医学观察。观察期间，要密切关注自身症状并监测胎动。如出现可疑症状，不要惊慌，要立即与社区管理人员或医护人员联系，及时就医。

三、孕妇外出注意事项

（1）如非产检就医，就医前要做好预约和准备，熟悉医院的科室布局及就医的步骤或流程，尽可能缩短就医时间，并做好防护。

（2）在前往医院的路上以及在医院内，孕妇与陪同人员均需全程佩戴医用外科口罩或N95口罩，保持手卫生。人与人之间尽可能保持至少1米的距离。

（3）外出就医时避免乘坐公共交通工具，可选择乘坐出租车或自驾出行，必要时打开车窗，便于车内空气流通。

（4）接触医院的门把手、门帘、医生的白大褂等医院物品后，尽量做好手部消毒。如果无法及时进行手部消毒，不要用手接触口、鼻、眼。

（5）外出回家后，应妥善处理口罩，更换衣物，清洗双手、面部等暴露部位。外出衣物要尽快清洗、消毒，要将外套置于空气流通处晾晒。

（倪春梅，吴　芳）

第11章

家有宠物怎么办

疫情期间，大家都窝在家中。与猫猫狗狗玩耍可以调节情绪、缓解压力，所以说，猫猫狗狗是人类的好朋友。

一、宠物会感染新型冠状病毒吗

全球各地多种动物陆续被发现感染新型冠状病毒，这其中包括河狸、鹿、水貂、猩猩、老虎、狮子以及猫、狗等。

二、宠物会传播新型冠状病毒吗

人类会将新型冠状病毒传染给宠物。

希望之城转化基因组学研究所（TGen）首次报告了美国新型冠状病毒从主人传染给宠物的案例。TGen的研究是唯一一项从宠物和人类样本中进行基因组测序的研究。

该案例发生在美国亚利桑那州。宠物主人、猫和狗都感染了相同的新型冠状病毒变异株B.1.575。TGen表示，目前亚利桑那州感染这种毒株的有记录的病例不到25例。到目前为止，已对46000多个来自该州的阳性样本进行了基因组测序。

研究人员认为，病毒是由宠物主人传染给狗或猫，或者两种动物都被传染了。这些动物长期待在房子里，所以几乎没有机会接触病毒。因此，宠物感染主人的可能性非常小。

宠物是否会将新型冠状病毒传染给人，目前尚无报道，但仍需做好人与宠物的必要防护措施。

三、新型冠状病毒疫情期间如何管理宠物

（1）关注宠物的健康，在日常护理中预防疾病，减少在疫情期间前往宠物诊所的次数。

（2）带猫、狗外出回家后，请务必用流动水和肥皂或洗手液洗手。用湿巾擦拭并清洁宠物的毛发，特别是面部和爪子部位的毛发。定期给宠物洗澡（不出门的情况下，不需要给猫洗澡），定期给猫、狗驱虫。

（3）尽量减少外出次数，控制外出时间。外出遛狗时，主人要戴好口罩，避免前往人员密集的场所，建议错峰出行，注意尽可能防止狗狗捡拾不明物体。

（4）为狗狗佩戴牵引绳，避免与人产生不必要的接触。不要让宠物跟流浪动物玩耍和接触。

（5）及时清理狗狗的排泄物，减轻社区卫生压力，保持环境整洁、卫生。

（6）定期清洗、消毒宠物的用品，比如牵引绳、嘴套、水盆、食盆、猫砂盆等。

（7）定期开窗通风，使用适合猫、狗的消毒产品，适当对室内环境进行消毒。

（8）猫比较容易做到与外界隔离，相对来说比较安全。

（9）为猫、狗提供充足的营养和运动。此外，按时接种疫苗能有效预防宠物患病。

（李 俊）

第12章

居家运动知多少

当前，全国都处在抗击新型冠状病毒的持久斗争中。针对疫情，不同地区的管理等级不同，居家不出门是一种有效的自我防范措施。

宅在家的日子里，大家的微信步数越来越少。实行居家不出门的措施后，早期大家还能享受睡懒觉、看影视剧的惬意，而越到后期，越容易出现在家中不动或少动的不良反应。不出门是好事，但并不代表我们要少动，越是这个时候，越需要多锻炼。

运动可分为拉伸运动、力量运动和耐力运动。居家期间，建议每类运动都做一下，以调节身体不同部位的肌肉功能。向大家介绍几种适合居家运动的方法：

一、习惯健身的民众，可以"就地取材"

（1）拿矿泉水瓶当哑铃，双手上举，贴耳伸直双臂向后弯，碰到肩胛骨后，以肘为中心举起。

（2）利用有靠背的椅子，做一些深蹲运动。

（3）家里有瑜伽垫的话，可以经常"原地"做拉伸的动作。

二、老年人的居家运动，首先要注意安全

可以在坐着的时候练习抬腿，抬腿的角度根据自己的情况确定，一般不超过90°。通过这个简单、安全的动作，老年人可以练习髂腰肌和腰腹力量，步态会变得更加平稳。

三、普通大众适用的简单易行的运动

推荐一些徒手就能做的运动，这些运动受空间的限制比较小，难度也不高（网上都能找到视频教程）。

（1）水平转腰。双手水平伸展，水平左右旋转的同时带动腰部。注意腿部不动。

（2）侧弯腰。双手水平伸展，左右侧弯腰。注意腿部不动，不要顶胯和翘臀部。

（3）前弯腰。双手伸直，压向地面。注意放松身体，腿部伸直。

（4）头部旋转。先低头，然后慢慢转动，充分伸展。注意颈部放松，根据身体情况控制旋转幅度。

（5）弓步弯腰，躯干和腿部拉伸。右脚向后撤一大步，双腿呈弓步，然后身体侧转，右手压地，左手上举。左右交替。

（6）原地跳跃。手腿交叉进行开合跳，根据自身情况决定开合的幅度和次数。

（7）每天坚持做至少1个俯卧撑，循序渐进，养成好习惯。

（8）肺部锻炼。通过运动锻炼呼吸肌，增大呼吸的深度和效率。

相信在这段特殊时期中，每个人都会有很多新的感悟。最有效的药物是免疫力，而坚持运动可以帮助我们增强免疫力。提高体质是个长期工程，怎么坚持是件难事。无论我们之前做得是好还是不好，从现在开始，我们要重视起来，养成运动的好习惯。

（韩　静）

第13章

一定要出去上班怎么办

从事某些职业的人，比如从事保障居民基本生活的基础工作的人，从事电力、水力、燃气、医疗、市政等方面的工作的人，以及快递、外卖人员等，可能还是得顶着疫情去上班。等疫情稍微控制住之后，大多数人也将慢慢恢复工作。那么，在上班过程中，我们又需要注意什么问题呢？

一、上下班途中怎么做

出门戴好口罩，尽量不乘坐公共交通工具，建议骑车、步行或者自驾车。如必须乘坐公共交通工具，务必全程佩戴口罩，途中尽量避免用手触摸车上物品。

二、办公时怎么做

进入办公楼前自觉接受体温检测，体温正常并清洗双手后可入楼工作。若体温超过37.5℃（腋下37.0℃），请勿入楼工作，可回家休息、观察，必要时及时就医。

乘坐电梯时要避免拥挤，避免长时间乘坐，不要在电梯内说笑、打电话。乘坐电梯后要及时洗手，避免感染新型冠状病毒。

保持办公区域环境清洁，可用酒精棉球擦拭键盘等办公用品。建议每天通风2次，每次30分钟以上，通风时注意保暖。达不到通风要求时，可对空气做必要的喷洒消毒。进入封闭的办公室时，可采用单人轮流进入的模式。多人办公时，要佩戴口罩。

保持勤洗手、多饮水的好习惯，坚持在饭、便前后按照七步洗手法严格洗手。

三、参加会议或者接待外来人员时怎么做

接待外来人员时，双方须佩戴口罩，减少双方肢体接触。尽量采用电话、视频会议的方式，减少集中开会。面对面开会期间，控制会议时长，进入会议室前要洗手、消毒、戴口罩，开会人员要间隔1米以上的距离。会议结束后，要对场地、桌面进行消毒。茶具用品建议用开水浸泡消毒。

四、在餐厅就餐时怎么做

少去餐厅就餐，如果一定要去餐厅就餐，可适当吃快些并少说话。就餐时尽量不要与别人面对面坐。

餐厅可采用分餐进食、错峰进餐或盒饭配送餐的方式，避免人员聚集。餐厅每天消毒1次，餐桌椅使用前后均要消毒。餐具需高温消毒。操作间保持清洁、干燥，严禁混用处理生食和熟食的用具，避免生食肉类。建议营养配餐，饮食清淡、适口。

五、回家后怎么做

回家后，要正确处理鞋子、口罩并洗手。鞋子、口罩的处理方式和洗手步骤见本书相关章节。手机和钥匙可使用消毒湿巾或者75%酒精擦拭，居室保持通风、卫生、清洁，避免多人聚会。

（傅媚媚，丁美华）

第14章

不得不去人群密集的场所怎么办

在疫情肆虐，举国上下抗击病毒的时刻，阻断传染源的最好方法就是居家隔离，不去人群密集的公共场所，减少接触可能患病人群的机会。但是，为满足人们的基本生活需求，有些地方不得不去。那么，我们该做好哪些防护措施呢？

一、去医院时如何防护

（一）因其他疾病就医时

（1）原则上尽可能少去或不去医院，除非是必须立即就医的急症、危重症患者。如果必须就医，应就近选择能满足需求的、门诊量较小的医疗机构，只做必需的、急需的医疗检查和医疗操作，其他项目和操作尽可能择期补做。如果可以选择就医科室，尽可能避开发热门诊、急诊等的诊室。

（2）尽可能事先通过网络或电话了解拟就医医疗机构的情

况，做好预约和准备，提前熟悉医院科室的布局和就医的步骤或流程，尽可能缩短就医时间。

（3）慢性病患者配药时可错开高峰时段，缩短排队等待时间。

（4）在前往医院的路上和在医院内，患者与陪同家属均应全程佩戴医用外科口罩或N95口罩。

（5）如果可以，应避免乘坐公共交通工具前往医院。

（6）尽量避免乘坐电梯，避免直接触碰医院内的各项设施。可用酒精棉球擦拭病历本和医保卡的表面进行消毒。

（7）随时保持手卫生，准备便携的含酒精的免洗手消毒剂。在路上和医院内，人与人之间尽可能保持至少1米的距离。

（8）接触医院的门把手、门帘、医生的白大褂等医院物品后，尽量做好手部消毒。如果不能及时进行手部消毒，不要用手接触口、眼、鼻。在医院就医的过程中，尽可能缩短在医院停留的时间。

（9）患者返家后，要立即更换外衣，尽快清洗衣物，或将75%酒精喷于衣物表面后，再将衣物挂在门口或阳台等通风处晾晒。

（10）取下口罩，用75%酒精或其他消毒剂喷洒后，置于专门的垃圾袋中。用七步洗手法洗净双手，并用干净的纸巾擦干双手。

（11）若出现可疑症状（包括发热、咳嗽、咽痛、胸闷、

呼吸困难、乏力、恶心、呕吐、腹泻、结膜炎、肌肉酸痛等），
要根据病情及时就医，并告知接诊医师过去2周的活动史。

（二）因呼吸道疾病就医时

（1）呼吸道感染患者首先要做好自我防护，同时也要避免传染他人。

（2）照护者与患者共处一室时，应戴好口罩，口罩要紧贴面部，佩戴好口罩后要避免触碰和调整口罩。

（3）口罩因分泌物而变湿、变脏后，必须立即更换。摘下及丢弃口罩之后，要清洗双手。

（4）在前往医院的路上及在医院内就医时，应全程佩戴口罩。不建议使用带有呼吸阀的口罩。

（5）有呼吸道感染及发热症状的患者，应避免搭乘公共交通工具。应呼叫救护车或者使用私人车辆运送患者，如果条件允许，路上要打开车窗通风。要将患者送到当地指定医院的呼吸道门诊或发热门诊就医。

（6）若路途中患者污染了交通工具，建议使用含氯消毒剂和过氧乙酸消毒剂对被患者的呼吸道分泌物或体液污染的所有物体表面进行消毒。

（7）尽量避免用手接触口、眼、鼻，打喷嚏或咳嗽时要用纸巾或手肘遮住口、鼻。

（8）回家后，要正确处理衣物、口罩并洗手。衣物、口罩

的处理方式和洗手步骤见本书相关章节。

二、去超市时如何防护

（1）从家中选择1位年轻且免疫力较好的人员采购生活必需用品，该人员要正确佩戴口罩。

（2）可将消毒剂喷于超市手推车的手柄表面进行清洁，减少对各类不必要的物体表面的接触，要直奔自己需要的生活用品，缩短逗留时间。

（3）在生鲜区要避免接触生的肉类，如家禽、家畜。若接触了生的肉类，应立即用流动水和洗手液或肥皂清洗双手。

三、去商场时如何防护

（1）正确佩戴口罩，随时保持手卫生，减少对公共场所的公用物品和设施的接触。

（2）乘坐电梯和自动扶梯时，可用指关节或用手垫纸巾摁电梯按钮，接触扶手时最好垫纸巾。接触公共设施后，可使用含酒精的免洗手消毒剂进行手部消毒。不确定手是否清洁时，避免用手接触口、鼻、眼。打喷嚏或咳嗽时，要用纸巾或手肘遮住口、鼻。

（3）与陌生人正面接触时，要保持一定距离（至少1米）。购买生活用品时，看准尺寸和规格后应尽快结账，避免不必要的交谈。

（4）从商场返回后，可将购买的物品放置在干净且空间较大的地方，用消毒剂对购买的物品外包装做表面消毒处理。摘下口罩后，应立即用流动水和洗手液或肥皂洗手。

四、去机场时如何防护

（1）机场是一个人口密集、人员情况较复杂的地方。去机场前，首先要自己测量体温，在确保自身健康且没有不适的情况下再戴好口罩和手套，精简行李。若头发较长，应尽量扎起来。

（2）不随地吐痰。

（3）去公共卫生间时，要选择有一次性马桶垫或蹲坑式的卫生间，便后及时冲水。

（4）就餐时，选择人员相对较少、空气比较流通的餐厅。饭前洗手，尽快吃完。尽量避免与人面对面用餐。

五、乘坐公共交通工具时如何防护

在疫情防控期间，减少乘坐公共交通工具的次数或避免乘坐。

（1）公交车、轮船：要正确佩戴口罩，与其他乘客保持一定距离。可适当打开窗户通风，减少携带不必要的行李。可随身携带消毒剂，对扶手、座椅等身体直接接触的地方进行喷洒消毒。要留意身边咳嗽的乘客，避免与其近距离接触。

（2）地铁、火车、飞机：这类公共交通工具空间相对密闭，乘客相对较多。乘坐时，建议佩戴医用外科口罩（或更高级别的医用口罩）和手套。一次性手套不可重复使用，使用后应将其立即丢入相应的垃圾桶中。在特殊时期，应尽量不使用公共物品，如毛毯、杂志等。双手接触物体表面后，要用免洗手消毒剂清洁。在有卧铺的车厢内，要避免大幅度翻动被褥和其他物品。下车后，要及时做好手卫生工作。当有疑似或确诊病例出现时，要听从工作人员的安排，及时隔离，不可私自离开。

（傅媚媚，丁美华）

后　记

　　2020年2月3日，受国家卫生健康委员会指派，东方医院国家紧急医学救援队组建了以刘中民院长为总指挥的赴武汉医疗队，派出由8辆医学救援车、2辆物资保障车和25顶帐篷组成的车载移动医院和帐篷移动医院，队员共计53名，于2月4日抵达武汉，在武汉客厅方舱医院开展新型冠状病毒肺炎疫情的防治工作。全队在临床救治的同时，深切感受到防疫工作的重大意义，期盼为居家防护做出力所能及的贡献，为防疫大局尽一份绵薄之力。

附：同济大学附属东方医院赴武汉国家紧急医学救援队名单

领　队：雷　撼

副领队：王　韬

联络员：孙贵新

党支部书记：徐红福

医生组：赵黎明　任慧娟　陆华君　张锋镝　华　晶　冯　强
　　　　李　辰　李　昕

医技组：吴文娟　陈荣璋　于思远　黄国鑫　张明鸣　戴炎杉

护理组：高彩萍　尤俪雯　顾钦赟　袁刘远　毛懿良　晏晓坤
　　　　查　韵　尹媛媛　秦佳文　李　慧　朱嘉鹏　周　敏
　　　　刘鹏艳　谢文婷　仇晶军

行政组：姜　波　何丽华　周程辉　屠一鸣　刘　博

后勤组：姚碧成　傅志强　汤伟清　陶　华　陶军华　吴哲锋
　　　　王春军　陈　雄　蔡斌杰　洪昶德　罗永彬　靳海洋
　　　　王家麟　叶晓佟　杜　勇